膝关节
修复全书

THE
KNEE INJURY
BIBLE

Everything You Need to Know about Knee Injuries,
How to Treat Them,
and How They Affect Your Life

后浪出版公司

［加］罗伯特·拉普拉德　　　　［澳］卢克·奥布赖恩
Robert F. LaPrade, MD, PhD　　　Luke O'Brien, PT, MPhty (Sports), SCS

［阿根廷］乔治·查拉　　　　　［加］尼古拉斯·肯尼迪　　著
Jorge Chahla, MD, PhD　　　　Nicholas I. Kennedy, MD

王华健　译　孙浩林　陈浩　主审

科学技术文献出版社
SCIENTIFIC AND TECHNICAL DOCUMENTATION PRESS
·北 京·

图书在版编目（CIP）数据

膝关节修复全书 /（加）罗伯特·拉普拉德（Robert F. LaPrade）等著；王华健译 . — 北京：科学技术文献出版社，2022.10

书名原文：THE KNEE INJURY BIBLE: Everything You Need to Know about Knee Injuries, How to Treat Them, and How They Affect Your Life

ISBN 978-7-5189-9468-7

Ⅰ . ①膝… Ⅱ . ①罗… ②王… Ⅲ . ①膝关节—修复术 Ⅳ . ① R684

中国版本图书馆 CIP 数据核字（2022）第 147793 号

著作权合同登记号　图字：01-2022-3850

中文简体字版权专有权归银杏树下（北京）图书有限责任公司所有。

THE KNEE INJURY BIBLE

Copyright © 2019 by LOCK Publications LLC

This edition published by arrangement with Da Capo Press, an imprint of Perseus Books, LLC, a subsidiary of Hachette Book Group, Inc., New York, New York, USA.

All rights reserved.

膝关节修复全书

责任编辑：彭 玉 付 研	责任出版：张志平	责任校对：文 浩
筹划出版：银杏树下	出版统筹：吴兴元	营销推广：ONEBOOK
装帧制造：墨白空间		

出　版　者　科学技术文献出版社
地　　　址　北京市复兴路 15 号　邮编 100038
编　务　部　（010）58882938，58882087（传真）
发　行　部　（010）58882868，58882870（传真）
邮　购　部　（010）58882873
销　售　部　（010）64010019
官　方　网　址　www.stdp.com.cn
发　行　者　科学技术文献出版社发行 全国各地新华书店经销
印　刷　者　北京天宇万达印刷有限公司
版　　　次　2022 年 10 月第 1 版　2022 年 10 月第 1 次印刷
开　　　本　720×1030　1/16
字　　　数　181 千
印　　　张　20.5
书　　　号　ISBN 978-7-5189-9468-7
定　　　价　60.00 元

　　几位作者非常感谢自己的家人在他们完成这项工作的整个过程中所给予的支持。特别要感谢的是尼古拉斯·肯尼迪的兄弟姐妹米切尔·肯尼迪和茉莉亚·肯尼迪（Mitchell and Julia Kennedy），他们提供了大量的支持，包括为本书摄影，对早期书稿及时反馈，并且用他们的亲身经历为本书发声。还要感谢所有教育、启发和鼓励作者构思本书，为内容提供帮助的老师。具体来说，要感谢约翰·费金博士（Dr. John Feagin）多年来的指导和支持。最后，还要感谢所有在书中耐心分享经验的患者，希望他们的故事可以指导和激励其他读者。

　　本书将献给我们的患者以及将来会阅读此书的更多患者。我们希望书中的信息能够帮助他们早日康复，充实他们的生活。

免责声明

书中信息仅供一般参考使用。在实施书中提出的任何建议之前，读者应该始终咨询医疗保健相关人士。书中信息的任何应用均由读者自行决定，并由其独自承担相关责任。

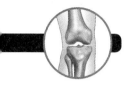

推荐序

　　橄榄球运动给我的生活带来了超乎想象的好处：一生的兄弟情谊、强烈的职业道德、游览世界的机会以及一个将爱好与事业结合的契机。在美国国家橄榄球联盟（National Football League，NFL）的十七个赛季中，我参加了数百场比赛，完成了数千次传球，其中还有幸参加了多场规模盛大的球赛。

　　但是这项我多年来一直热爱的运动也让我付出了一定的代价。我在球场上投入的精力一定程度上是从未来退役后的健康身体中透支的。当我最后一次离开球场时，我认为我的 NFL 职业生涯已经就此结束，未来的生活必将同样激情澎湃，但我的身体却提出了抗议。

　　接下来我的大部分时间都花在了医生办公室里：咨询、拍 X 线片、手术、物理治疗。我经历了肘部手术、3 项颈椎融合手术和 6 次膝关节手术。我的肘部、手和膝关节都患有关节炎。我出入医生办公室的次数都足够拿到一个荣誉学位了。即使我很幸运能够利用先进医疗设备和手术方法得到世界上最有效的医学治疗，但每次就诊于我而言仍是未知的挑战。

　　虽然现在说起来好似事后诸葛亮，但要知道知识就是力量。在我职业生涯的早期，有太多我不知道的东西，现在仍是如此。场上的出色表现源于我在场外的不懈努力：花费无数个小时来学习进攻模式，磨炼复杂的技巧，观察对手的优点和缺点以扬长避短。每一次大赛、每一次击球、每一次传球都源于几个月乃至几年的准备和练习。了解得越多，就越有能力实现目标并取得成功。

对于膝关节也同样如此：你对膝关节及其与身体其他部分的关系了解得越多，你就越能做好伤后恢复的准备，同时保持身体健康、强壮且不易受伤。

"提高患者有关膝关节的知识水平"，罗伯特·拉普拉德、乔治·查拉、卢克·奥布赖恩和尼古拉斯·肯尼迪自始至终秉持着这个目标来整理并编写《膝关节修复全书》一书。他们在运动医学领域有着五十多年的工作经验，并根据这些经验编写了这本书，从膝关节损伤开始，到康复治疗结束，本书涵盖了介于两者之间的所有内容。肯尼迪本人也曾是膝关节损伤患者，所以他又可以以一个过来人的视角提供更深刻的见解。

这些经验对于像我这样膝关节已经受伤的人而言是非常有用的，可以说对于任何膝关节受伤的人（无论是新伤还是旧疾）来说都是必不可少的知识。

前美式橄榄球运动员及职业美式橄榄球名人堂成员
乔·蒙塔纳（Joe Montana）

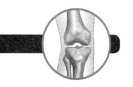

导语

在科罗拉多州韦尔市，秋天的早晨会让人的膝关节出现些许不适。地面上有新鲜的露水，空气中传来阵阵凉爽感，黄色的白杨木在山谷中隐约可见。这一年是2012年，我趁着凉爽的天气，与我在运动医学诊所工作的一些朋友打几场夺旗橄榄球比赛，大多数参与者是医生或医学生。比赛于他人而言可能是业余消遣，但对于这组前竞技运动员来说，获胜绝对是重中之重。

我们目前一直在输球，虽然激昂的斗志和不惜一切的态度为团队赢得了冠军赛的一席之地，但结果却不尽人意，仅在第二节比分就已经21∶6。我们队就像霜打的茄子般，这甚至都不足以形容我的精神状态。更糟的是，我左侧腹股沟有些拉伤，这无疑是我经历过的最严重的情况了，同时也让我很恼火的是，一瘸一拐看起来很尴尬。"嗨，麦克斯，"我对我的一位队友大喊，"保险起见，从现在开始，我要赶快突袭四分卫！"这意味着寻常休闲的夺旗比赛已演变为NFL的激烈比拼了。

下一秒，我满怀极大的热情，以绝对令人印象深刻的速度冲刺在四分卫身后。正当我拦截对方四分卫时，这位比我年长近30岁的对手用一个出人意料的假动作，侧身避开我的右边并成功从左边跃过去了。当我试图从他切换方向的假动作中回过神来，并用右腿切他球的时候，由于我的左侧腹股沟已经拉伤，动作又使我的左腿承受着身体大部分重量，而右脚好巧不巧遇上草地上的一个洞。我别扭的切球动作转变成大幅度的跌落，此时我仿佛听到了烟花般的炸裂声。

膝关节疼痛随之引起了酷刑般的恶心和痛苦。在地上疼得直打滚的我，找不到一个合适的词来形容我此刻的痛苦。好在，如果你在一场夺旗比赛中伤到自己，恰巧是与一支由住院医师和医学生组成的队伍同场比拼，他们会在现场对你进行查体评估。

查体评估即刻开始。

"我认为是他的前交叉韧带损伤了。"其中一位瞬间完成了评估并宣布其诊断结果。

"我认为，他的前交叉韧带应该没问题，但外侧副韧带可能拉伤了。"另一位宣称。

关于评估结论的争论仍在继续，但有一点是肯定的：无论撕裂或断裂，我的膝关节都像被施了咒一样痛。当我试图站起来，迈出要离开地面的第一步时，我的右腿侧弯屈膝，很明显，有些该起作用的部位失去了功能。

在那场致命的橄榄球赛之后的第二天早晨，我的老板（现在是朋友和领路人）——骨外科医生罗伯特·拉普拉德对我进行了彻底的检查，即用一些方法来评估我膝关节各韧带的状态。看到他的面部表情，我就心里有数了。

他摇了摇头，"你的外侧副韧带已经撕裂了，也许前交叉韧带也撕裂了。你需要做个磁共振成像和动力位 X 线片检查。"

那天晚些时候，磁共振成像证实了他的怀疑。我的前交叉韧带和外侧副韧带撕裂了，半月板也出现轻微撕伤，而半月板是膝关节的重要缓冲垫。我需要尽快手术。

然而，除了疼痛，这些损伤并没有烦扰到我，我今年才 23 岁，我觉得自己很快就能恢复。通过手术和康复治疗，我相信我会重新经历在当地篮球、夺旗橄榄球和垒球联赛上的辉煌时刻。我甚至自信地对拉普拉德医生说："我会及时赶上大赛狂欢的，没问题的!"明年六月份，我还要参加一场 3 对 3 的篮球比赛。

我很幸运自己在骨骼、肌肉和韧带损伤等骨科领域有一定的背景知识。这次受伤的同时，我在韦尔市完成了为期一年的运动医学研究。当我刚接触这个领域的时候，我就已经知道膝关节韧带的结构及功能，我对手术和物理疗法也有基本的了解。而且我从小在外科和运动医学的氛围下成长，我的父亲是一名运动骨科医生，我经常跟随父亲出入半职业比赛或在周末和他一起巡视医院。此外，这些年来，我亲眼看见我的妹妹、妻子和继姐拉伤了她们的前交叉韧带并接受了重建手术。整个康复过程看起来对她们来说也不是太大的问题。

因此，我非常确信，这个过程会顺利地进行。我本来打算在斯蒂德曼诊所接受手术，这里可以说是进行前交叉韧带修复手术的最佳场所。像科比·布莱恩特（Kobe Bryant）、埃德·里德（Ed Reed）、亚历克斯·罗德里格斯（Alex Rodriguez）、里基·卢比奥（Ricky Rubio）这样的体坛明星以及其他许多专业运动员，都在这里做过手术。最重要的是，我将在运动康复的圣地——霍华德·海德运动医学中心接受顶尖的物理治疗。这意味着，我不仅能得到很好的照料，而且还有顶级团队帮我恢复。康复在我看来可以说是一件轻而易举的事！

蒙哥马利绅士乐队的歌应该是这样唱的，"上帝，我现在学到的东西比我自认无所不知时学到的要多得多。"用另一种方式说，无知是一种天赐之福。受伤后我才发现，膝关节损伤可不是开玩笑的。外科手术并不是我想象的像逛一圈那样简单，物理治疗可能也不是如大家所想的在公园里悠闲地骑一圈自行车那样轻松。我以旁观者的身份看待膝关节康复，与自己亲身经历是完全不同的两码事。

在恢复过程中，我想起了自己在姐姐茱莉亚的前交叉韧带康复期间所说过的话："坚持锻炼就好，茱莉亚。物理治疗很容易的。"而在我努力恢复自己正常的运动和力量水平的那几周中，这些话在我自己身上并未奏效。我受伤后的八个月内，没能如自己之前傲慢宣称的那样，打一场篮球。或者恢复到能够做我热爱的事情（如打篮球、踢足球、远足和钓鱼）的状态。我的康复花了数月，坦白说是数年的时间。

本书目的

如果你不幸发生了膝关节损伤，这本书将成为你康复的路线图：了解受伤发生的原因、治疗方法的选择以及如何尽快恢复膝关节功能并重新回到自己喜爱的活动中，还要使再受伤的风险降到最低。当我受伤时，我很幸运身边拥有许多骨科医疗资源，以及能得到的最佳护理，尽管如此，有时我仍觉得完全不知所措。当开始治疗和康复时，我抱有一些不切实际的期望，正是这些童话般天真的想法导致了我漫长而复杂的康复之旅。这段康复之旅中包括明显的膝关节僵直并因此进行的二次手术；第二次手术当晚在浴室跌倒导致另一条腿的膝关节韧带拉伤；数小时持续使用被动运动装置（请参见第 196 页）以及 50 次以上的物理治疗，直到最终完全康复。我想告诉大家的是，膝关节是一个难以想象的逻辑性关节，它的逻辑也正是我们这本书的作者如此着迷于研究膝关节，并热衷于治疗膝关节损伤的原因之一。我使用"逻辑"这个词，是指其功能非常易于理解。膝关节主要有两个功能：屈曲和伸展。它既不能向内和向外运动（内收或外展），也不需要像髋关节和肩关节那样内旋或外旋。它是一个非常固定的关节。但也正因它只有两种功能，所以很多动作都会导致膝关节受损。此外，它在生物力学纵向的位置使它在运动的每一步都承受很大的力。这也能够解释，为什么膝关节损伤是青少年运动员最常见的关节损伤，每年约有 250 万急诊病例是因膝关节损伤而就诊。

膝关节日复一日地承受着身体的重量，再加上急性膝关节损伤的高发病率，有助于解释为什么膝关节还是关节炎的好发部位。45 岁以上的成年人患有膝关节炎的比例约为 1/5。这是一个相当惊人的统计数字，尤其是考虑到目前的人口老龄化问题，该年龄段的美国人口约为 1.2 亿。

即使膝关节损伤非常普遍，它也依然难以解决。为什么呢？我们认为这可以归结为三个主要因素：①患者缺乏充足的信息；②患者缺乏对疾病的理解；③患者得不到适当的护理和必要的康复治疗。

以上三个因素息息相关。大家一定听过"过犹不及"，这绝对适用于医学领域。当今，各种问题只要点击一下鼠标就能搜索，每个人都仿佛能够像专家一样解决问题。但弊端在于，网络上呈现的大量信息并没有经过审查，有些甚至与事实相去甚远。有些时候，丰富的资源反而使你更不容易选择自己所需要的知识，在医学领域，这一点尤其明显。

缺乏正确的信息而浏览了大量错误的信息便会导致第二个问题，即缺乏理解。患者阅读了他们认为是真实的东西，或听见了销售广告里的话就认为这也适合他们，从而导致他们缺乏对自身问题的理解。然后，这直接导致了患者没能得到适当的护理，也没能及时采取必要的康复治疗措施。在我们的诊疗中，常常发现患者不能完全理解这一点：膝关节损伤的重要影响不仅限于当前，更会影响到膝关节乃至整个身体的长期健康。

我们希望帮助人们从错误中吸取教训，并以更加明智的方式做出决定。我们的目标是为患者能够成功康复而提供力量、相关知识以及适当鼓励，不仅是帮助大家了解什么是膝关节损伤以及如何治疗膝关节损伤，还可以使大家对膝关节损伤的疗程有更全面、更专业的认识。我们会从要做什么、去哪里、看什么医生以及这一切意味着什么来讲解。我们还将提供关于术后疼痛、药物治疗、康复计划、饮食及其效果的评估、干细胞疗法的新进展，以及患者预期何时并怎样重新回到运动中的信息。

本书适用于在运动中不幸撕裂了前交叉韧带的青少年，同样也适用于膝关节每天都会疼痛的年迈祖母，膝关节疼痛会使她们难以去享受自己的爱好或是含饴弄孙。这本书还适用于面临中年瓶颈的上班族，他们看到体重秤上的数字不断增长，却由于膝关节太疼而无法减重。这本书甚至适用于想要确定是否需要做膝关节手术的青少年的父母：手术是不是太具侵入性、破坏性？或者他们的孩子是不是根本不需要手术？

简而言之，膝关节损伤的患者、其父母或所爱之人都可以用到此书，它将提供大量实用信息以减少整个病程的艰难。当然，我们并不期望大家读了此书后就能拿到医学学位，我们只是希望大家能更好地了解自己所遭受的损伤以及可以采取的应对措施。

关于作者

在本书中，谁是育人不诲，教你膝关节知识的老师呢？这里一共有四个人。核心人士是医学博士罗伯特·拉普莱德。他是一位持有资格认证的运动骨科医生，曾在明尼苏达州埃迪纳市的双子城骨科医院实习。他在该领域拥有超过 25 年的经验，已经帮助成千上万的患者（包括许多职业运动员）减轻了他们的伤痛，直至最终回到他们所热爱的生活和运动中。

拉普莱德博士还对研究充满热情，已发表了超过 475 篇经过同行评审的论文，这些论文不仅有助于提高他的实践能力，还有助于整个骨科领域的发展。他周游世界去介绍他的成果并教授该领域的其他人。卡帕三角洲奖是他的研究所获得的诸多奖项之一，也是骨科研究的最高职业荣誉。他经常说："没有任何事物能与健康相提并论。"他认为，膝关节健康对一个人的整体健康十分重要，而他也致力于帮助患者了解和治疗这种伤病。

卢克·奥布赖恩是澳大利亚籍的物理治疗师，也是科罗拉多州韦尔市霍华德·海德运动医学中心的负责人。在运动医学领域，卢克是一位备受尊崇的物理治疗师，他在多个分支中（包括制定回归运动的标准）是领军角色。NFL 球员、NBA 全明星球员、欧洲顶级联赛的足球运动员、美国国家冰球联盟的明星都曾是他的服务对象。当然，他自己曾经也是一名普通运动员，也是一名立志要在今后写一本书的"自满"的医学生。

从休闲运动爱好者到职业运动员，卢克为各行各业的人们制订了康复计划。他的专业知识横跨人体生理学和生物力学，发表了数篇研究论文，并应邀到全世界宣讲。

来自阿根廷的医学博士查拉·乔治是一位骨科医生和研究员，目前在芝加哥拉什大学医学中心工作。他的教育及研究经验丰富，不仅完成了常规的五年住院医师实习，还在韦尔市的斯蒂德曼诊所完成了两年的运动医学研究，并在全美十大热门项目中的两个——洛杉矶的克兰·乔布骨科研究中心和芝加哥的拉什大学进行了临床运动医学研究。同样，他做了许多研究并发表了超过 200 篇经过同行评审的论文。他对骨科的生物制剂特别感兴趣，例如，干细胞、富含血小板血浆和生长因子调节剂等，研究内容包括它们是否会影响患者的膝关节及如何影响（我们将在第十一章中深入讨论这些内容）。

尼古拉斯·肯尼迪博士，目前在梅奥诊所接受骨科住院医师培训。他毕业于俄勒冈健康与科学大学医学院，并在韦尔市与一些享誉全球的专家一起从事研究工作两年。他发表过 50 多篇经过同行评审的论文，这些文章聚焦于膝关节韧带损伤的生物力学、重建及康复。他 23 岁时就已经卓有成就，获得了 2014 年美国骨科学会运动医学年会上的最佳科研论文奖。在遭受了严重的膝关节损伤后，他亲身体验了作为骨科患者在手术台上被施以手术的感觉。

总之，在治疗膝关节损伤的各个方面，我们几位加起来有 50 多年的经验，将在书中分享专业知识，为读者提供最新、最全面的信息。

阅读路线图：如何使用本书

在阅读本书之前，许多人面对膝关节伤痛可能已经不堪其扰。受伤对你的生活有什么影响？这之后你可以做些什么呢？这本书旨在帮助大家减轻负担，成为一种减压工具，而非额外任务。考虑到这一点，下面将为大家介绍如何更好地利用这本书来解决问题。

我们按照大多数患者如何处理伤病的顺序编写了这本书。首先，你受伤以后，应该会想：为什么会发生这样的事情，这是如何发生的？这是本书第一部分的重点，我们在第一章将为大家介绍膝关节是什么，如何受伤的，为什么有些人比其他人更容易受伤以及什么可能导致个人特异性损伤。

我们还提供了一些简单的解剖学知识——并不会让你觉得像在上生物课那样系统、专业，但足够为你理解后面的章节内容而奠定基础。接下来，在第二章中，我们将讨论如何应对问题。怎样就医？需要进行哪些检查？这些检查怎样施行？什么情况可以晚点再就诊，什么情况比较紧急？我们将介绍有关诊断的步骤。

第三章将带你更详细地了解最主要的25种膝关节损伤。我们将探讨病情诊断，并进一步解释有关解剖学和生物力学的相关知识，以便为你的治疗提供选择——手术选择和非手术选择。

在本书的第二部分，即第四章、第五章和第六章讲述了所有与外科手术相关的情况。什么情况要做手术，你在医院进行手术和回家休养的日常是什么样的，以及在整个手术过程中常见的错误和误解是什么。我们写下这些章节的目的是，最大限度地减少意料之外的事！我们希望为你提供更多有关该过程的信息，以便你有所准备。本书作者坚信，作为医生，我们应该正确引导患者而不是用糖衣炮弹蒙蔽他们。如果我们告诉你"术后就不会再疼了""康复训练很容易"或"药物没有副作用"，也许可以说服你接受手术，但这无益于构建良好的医患沟通关系，还会导致更糟的结果并失去医患之间的信任。这三个章节会尽可能地将这个过程解释给你。第七章是有关膝关节损伤的处方药物指南。

本书第三部分讲解如何实现最大化的康复效果并恢复膝关节功能。在第八章中，我们将讨论怎样避免术后并发症，以及在术后的几天或几周内需要做什么，又不能做什么。第九章介绍了治疗过程中的康复锻炼和物理治疗部分，既针对那些接受手术的患者，也针对那些采取了非手术治疗的患者。这一部分将借助真人运动图片来展示每种训练的具体操作方法。此外，卢克还列出了一些设定组数和重复次数的康复锻炼计划，为康复治疗的每个阶段提供明确指导。

　　第十章介绍了一些关于营养和饮食的基础知识。饮食如何影响我们的身体及骨骼肌肉的健康，是一个正不断延伸的话题。我们将研究蛋白质的重要性，以及如何通过饮食改善预后、减轻炎症。从地中海饮食到纯素食再到原始饮食法，许多类型的饮食模式都对健康或减轻体重有所影响，也有许多相关书籍可供参考。考虑到这一点，我们竭尽所能给出了一些基本的建议以及相对完善的科学证据。

　　第十一章介绍了一些注射方面的治疗选择，比如可的松注射，我们发现许多患者都对这种疗法持有疑问。我们还将讨论更多大家可能在媒体或专业运动员圈中听说过的前沿疗法，比如干细胞以及富含血小板血浆注射疗法。本章的目标不仅是介绍各种选择，同样要阐述相应的证据。事实上，许多向公众推销的疗法几乎没有证据表明它们具有明显的效果，但是它们相对安全，有时也值得倾向保守治疗方案的人群尝试。不过，作为消费者，你应该尽可能多地去了解你将要付出金钱的产品（有时会是巨额）。

　　最后，第十二章介绍了一些预防措施，或者说受伤后如何避免像在《土拨鼠之日》（*Groundhog Day*）电影里那样悲剧不断重复上演的情况。我们提供了一些方法来帮助你保持膝关节的力量并避免再次受伤。

　　由于本书是按时间顺序编排的，你可以轻松地了解损伤从始至终的整个过程。但是，假设你已经做过手术，正在寻找有关康复治疗和重返运动的信息，直接跳至第八章即可。或者，如果你只是想要了解病情诊断，可以跳到第三章的各项子主题或者是每个子主题后面的"概述"部分。如果你在任何时候想要了解损伤对应的解剖结构或损伤发生原因的相关信息，则可以回溯至相应章节。

最重要的是，你可以按照自己认为合适的任何方式来使用这本书。这是一本工具书，你无须按顺序阅读，选择你需要的前往了解即可。

最后需要强调的是，本书虽然是医学专业人士基于科学依据并结合自身数十年的经验所撰写，但它仍不可完全取代专业医生的治疗与护理。也就是说，请不要只看书而不去看医生。请不要太过信任自己，认为自己根据书进行诊断即可，所以不需要看医生。这本书应该作为对医生、理疗师、营养师和治疗团队所给予的治疗和护理方案的补充。它也可以用来增进你的相关知识，以便你可以和专业人士进行有见地的讨论，请遵循你自己的医生和医疗团队的建议。在开始任何锻炼计划之前，请务必先咨询专业医生。

你可以做到

请你记住一件事：膝关节损伤的恢复不是一件轻而易举的事情。这个过程也并不有趣。但是你可以实现恢复，而且非常值得去做！手术、康复训练、花费的时间、服用药物、疼痛和酸胀都是膝关节损伤恢复过程的一部分。你要做的就是坚持下去，病情肯定会有所改善。

我因外侧副韧带、前交叉韧带和半月板的撕裂，在治疗过程中经历了多次手术。在我 23 岁时，膝关节突然无法屈曲超过 60°（90° 是直角。你需要大约屈曲 100° 才能坐在体育场、电影院或剧院的座位上），更别说正常上下楼梯。我花了一年的时间才摆脱一瘸一拐的状态，恢复正常行走，一年半以后才恢复慢跑。康复后，我的膝关节又受了两次伤。但最终我还是康复了。只要坚持下去，相信你也可以实现目标。

我的膝关节功能得到恢复既得益于专业人士的出色护理，同时也归功于足够的康复时间、正确的饮食和自我鼓励。在当地社区的夺旗橄榄球比赛里，我平庸的四分卫技术仍然让团队感到自豪；在体育馆篮球场上，仍然可以看到我的投篮尝试，虽然没有落到网底。受伤七年后，我可以进行锻炼、骑自行车和远足。即便在医院里终日站着忙碌，我的膝关节也并无大碍。并且让我很高兴的是，我现在做这些事情时不适感极轻。那么，如果我能做到这些，你也一定能做到。这本《膝关节修复全书》会是你获得膝关节最佳康复效果的指南。

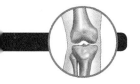

目录

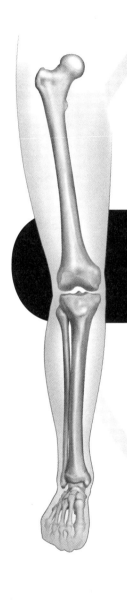

第一部分

帮帮我！我的膝关节不能活动了

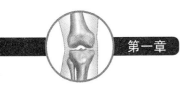

第一章

这是怎么发生的

膝关节损伤和慢性膝关节疼痛的原因

通常不幸的是，如果你正在阅读这本书，说明你或你的亲朋好友可能遭受了膝关节损伤。你并非有意寻求痛苦和不便，对吗？你不是一个人。面对医疗诊断，无论是前交叉韧带撕裂或半月板损伤，还是肺炎或癌症，大多数人都有一个共同的问题：为什么是我？

而答案也都很相似：因为它就是发生了。幸运的是，从希波克拉底时代到现代医学领域，医学历经了迅猛而出色的发展。随着医学的进步，专家们已经能够更清晰地查明，某些疾病为何会影响特定人群。

本章的目的是让你对膝关节的工作原理以及可能导致损伤的因素有一个基本的了解。有了这些知识，我们希望能让你在理解自己的伤痛时更有信心。损伤所带来的未知信息是恐惧和焦虑的根源。我们希望在本书中能回答尽可能多的问题，以使更多的未知信息成为已知信息，从而使你的康复过程更加如意。

详细认识膝关节

膝关节是人体中最坚固、最重要的关节之一。它不仅可以承受走路和爬楼梯等简单活动的重量，还必须承受如旋转活动所产生的较大负荷。尽管结构复杂，但膝关节的主要功能实际上相对简单，它能够以一种直接、稳定、和谐的方式进行屈曲和伸展，使小腿相对于大腿摆动。

膝关节总共涉及四块骨骼，其中两块主要骨骼为胫骨和股骨，另外两块是腓骨和髌骨。这些骨骼及其相关的软组织必须以固定方式相互作用，以保持膝关节的平衡和对齐。

接下来，让我们更深入地了解一下膝关节内部的一些关键结构（图1.1）。

骨和关节

现在我们知道，虽然被称为膝关节，但它实际上由三个关节组成：①胫股关节，形成在三根骨头之间：股骨（大腿骨）、胫骨（小腿骨）和髌骨（膝盖骨）；②胫骨与腓骨之间的胫腓关节；③髌股关节，由股骨末端与髌骨构成。通过以上三个关节的协作，膝关节便能实现其功能。

髌股关节是其中最为复杂的关节，很多患者常感到此部位疼痛。髌骨对膝关节的伸展和屈曲十分重要，它使得膝关节拥有更大的力量和活动角度。髌骨的前面是平坦的，后面呈V形。髌骨后方与股骨末端的凹槽（股骨滑车）形成关节，运动时髌骨在该凹槽中上下滑动。股四头肌肌腱（来自股四头肌，即大腿前部向下延伸的大块肌肉）附着在髌骨上缘，是膝关节活动范围的主要贡献者之一。这个关节产生的疼痛通常是髌骨后方在股骨滑车关节面上无休止的摩擦引起的，其既可能是因为长期过度使用，也可能是由髌骨后方与股骨滑车不契合而与凹槽边缘相互摩擦造成。

胫股关节由来自股骨的两个圆形结构（称为股骨髁），与来自胫骨的两个

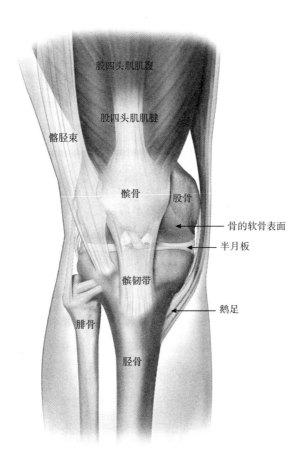

股四头肌肌腹

股四头肌肌腱

髂胫束

髌骨 股骨

骨的软骨表面

半月板

髌韧带

鹅足

腓骨

胫骨

图 1.1 膝关节的解剖结构（前面观）

平坦的结构（胫骨平台）组成。一般来说，膝关节上的组织可以分为膝关节内侧结构和外侧结构，因此就有了股骨内侧髁和股骨外侧髁，胫骨内侧平台和胫骨外侧平台。

参与形成关节的每块骨骼的表面都覆盖有一层软骨，使关节面极其平滑，从而能在运动时避免磨损。骨骼表面不再光滑，或假如软骨消失（如患有晚期骨关节炎的患者），关节就会磨损。关节腔内还有少量滑液，能够辅助运动并避免摩擦，从而减少对软骨的磨损。这些液体是由关节内表面或关节囊（可以将其想象为一个小的、厚实的袋子，包裹着整个关节）产生。

半月板：膝关节的缓冲垫

股骨和胫骨之间的两个结构可作为膝关节的缓冲：内侧半月板和外侧半月板。半月板是坚韧的橡胶状结构，在膝关节内起到减震器的作用，以防止胫骨与股骨直接接触，并减少胫骨在走每一步，或（跳跃或跑步）着地时，或者负重时承受的负荷。半月板呈 C 形，分为三个部分：前部（前角）、中部（主体）和背部（后角）。此外，半月板通过半月板根牢固地附着在胫骨上，因此在膝关节运动期间半月板不应移位。半月板根与胫骨的附着十分重要，如果这里受损，半月板将停止工作，来自股骨的所有负荷将直接传递到胫骨。

除了主要结构外，膝关节周围还有多种辅助结构，可起到缓冲并保护关节免受摩擦和外力的作用。内含液体的小囊袋——腔上囊，分布在膝关节的多个部位，以减少肌腱在关节表面移动时产生的摩擦。通过提供更润滑的表面，这些辅助结构对于进一步减少骨骼之间的摩擦也十分重要（一个成年人的膝关节通常有 3～5 毫升的关节液）。此外，膝关节周围的脂肪沉积物（关节脂肪垫）也有助于膝关节顺畅活动并减轻外部压力。其中最重要的一处位于髌骨的下后方，即髌下脂肪垫。当膝关节屈曲和伸展时，髌下脂肪垫吸收膝关节前部的应力（像一个安全气囊），并随着髌韧带的运动而帮助缓冲髌韧带压力。

韧带稳定性

到这里还没有结束，除了上述主要构成部分外，膝关节还有更多重要组织。为了使整个膝关节保持稳定，膝关节囊周围还有几条韧带（可以将其想象为绳索），以强化整个关节结构并使骨骼保持在适当的位置。

在膝关节前面，髌骨由连接在胫骨上的髌韧带固定。

在膝关节内侧，内侧副韧带将股骨内侧与胫骨相连，防止施加于膝关节外侧的力量使膝关节向内移动（图1.2）。

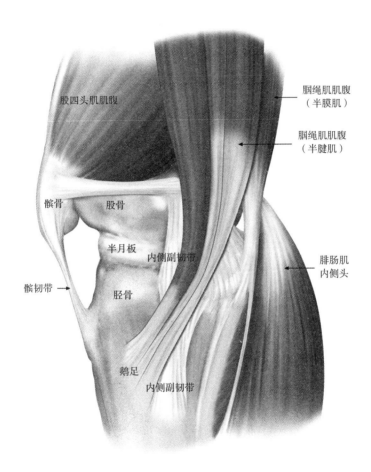

图 1.2　膝关节的解剖结构（内侧观）

同样，外侧副韧带将股骨外侧与腓骨连接，防止施加于膝关节内侧的力量使膝关节向外移动。外侧副韧带也称为腓侧副韧带，因为它附着在腓骨上，腓骨是膝关节外侧较细的一根骨骼（图1.3）。

鹅足在膝关节后方的内侧和外侧，有着更复杂的结构，它们被称为膝关节后内侧角和膝关节后外侧角，以防止膝关节在伸展时不稳定。这些结构的

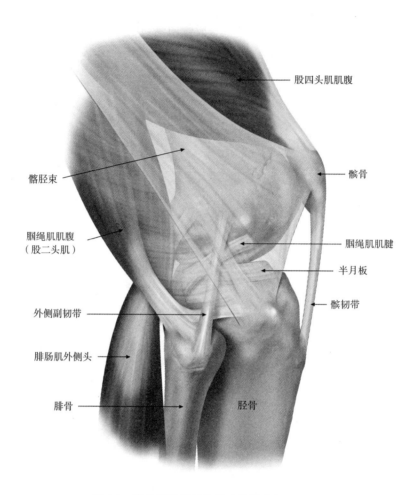

股四头肌肌腹

髌骨

髂胫束

腘绳肌肌腱

半月板

腘绳肌肌腹
（股二头肌）

髌韧带

外侧副韧带

腓肠肌外侧头

腓骨

胫骨

图 1.3　膝关节的解剖结构（外侧观）

损伤会使任何损伤都变得更为严重。

在膝关节的背面，腘斜韧带防止胫骨相对于股骨向相反方向移动（向前）。

最后，膝关节内有两个重要的韧带 —— 前交叉韧带和后交叉韧带，它们是膝关节稳定性的主要贡献者。它们又被称为"十字韧带"，是因为它们从前到后，从膝关节的中心延伸到膝关节的外侧和内侧，并且彼此交叉。前交叉韧带的重要作用是确保膝关节不会向前滑动，或更具体地说，要确保胫骨不会相对于股骨（在股骨前面）滑动。股骨和胫骨应基本对齐，前交叉韧带和后交叉韧带可以帮助实现这一点。后交叉韧带还限制了胫骨相对于股骨内旋的程度。其作用与前交叉韧带正好相反，它可以防止膝关节向后滑动，尤其是在膝关节屈曲的时候。

你的膝关节是不是已经磨损了

膝关节损伤有两种基本类型：①急性损伤（创伤和突发事件）；②慢性损伤（逐渐磨损）。让我们用一个例子来解释二者的区别：汽车碾过钉子后的轮胎面和随着时间的推移受到磨损的轮胎面。当然，这些损伤可能会重叠：慢性病会突然急性加重；反之亦然——急性损伤会导致膝关节功能的改变，从而引起持续的问题。例如，慢性髌骨肌腱炎最终会导致髌韧带的急性断裂，进而导致半月板的急性撕裂，最终可能会导致慢性关节疼痛和骨关节炎。

直接的或接触性的损伤通常由外部撞击或外力造成。例如，在橄榄球或足球比赛中与他人碰撞，或被像曲棍球棍一样的物体击中。间接的或非接触性的损伤产生于动作不当所形成的内力，如过度伸展、动作不到位、疲劳和缺乏锻炼。直接损伤无法避免，因为人们无法预测这些事件，但是间接损伤可以通过适当的运动和训练计划来预防。

膝关节损伤的风险因素

急性和慢性膝关节损伤都有相似的风险因素清单。总的来说，这些风险因素可以分为两种常见的模式：基于先天的和基于后天的。"先天"意味着个人解剖结构和基因，即与生俱来的身体。许多人天生就有细胞内的基因突变，这可能会使他们更容易受到某些健康状况的影响，比如某些类型的糖尿病。

"后天"则包括你的生活方式、习惯以及它们是否可能导致有害影响。众所周知，吸烟习惯会导致慢性肺部疾病。使这种情况变得稍微复杂的是，大多数健康状况都介于"先天"和"后天"各自发挥作用的中间区域。例如，高胆固醇和心脏病会受到饮食选择的影响，如饮食结构不佳。然而，许多人也遗传了使他们更容易患心脏病的特质。

尤其是骨骼肌损伤，正好落在一个灰色地带，先天解剖结构和后天生活方式都在其中发挥作用。在这一节中，我们将讨论那些将人们置于受伤风险中的因素，并且帮助大家在一定程度上对它们进行控制。

基于先天的风险因素

外形　胫骨和股骨的轮廓或曲线可能因人而异。实际上，一些人的骨头具有独特的倾斜度、屈曲度和角度，因此容易受伤。想想你在健身房做运动时，改变动作角度是否会影响运动的难度和完成运动所需的能量。例如，仰卧起坐已经足够困难了，但是在倾斜的长凳上进行仰卧起坐要困难得多。同样的原理也可以用来解释膝关节。膝关节的骨骼和韧带之间应该存在自然的角度方向。当这些自然角度与"力线"相比发生改变时，这会大大改变膝关节所承受的力，并可能导致受伤。

愿力量与你同在

什么叫膝盖上所承受的"力"？你会经常听到我们提到这个词。还记得高中物理吗？简单地说，力是质量乘以加速度。你的质量决定了你的体重（质量 × 重力 = 体重）。好的，现在已经复习过物理方程式。那么接下来，我们再理解一些关键的原则。

粗略地说，对物体施加的力越大，物体的响应度就越大。那么对应到你的膝关节的话，你对涉及负重的结构 —— 半月板、韧带、软骨施加的力越大，你就越有可能破坏这些结构并使其磨损。随着时间的推移就会产生质变，这也解释了为什么我们不会在一天内患上关节炎。相反，这是多年来通过在膝盖施加的过多力而产生的累积效应。

膝盖对齐类型　人的膝关节有两个侧面：内侧和外侧。它们的平衡关系使膝关节可以对齐并自由移动。想象一下两侧都坐有一个相等重量的孩子的跷跷板。

如果你的膝关节没有正确对齐，那么膝关节的正常运动会受到影响，从而导致膝关节不同区域的受力增加。

你可能会问：膝关节未对齐是什么样子？一般来说，肉眼观察是看不出一个人的膝关节有对齐问题的，需要通过高级成像才能注意到。但是，对于那些患有"X 形腿"（膝外翻）或"O 形腿"（膝内翻）的人，膝关节的对齐问题就显而易见了（图 1.4）。

X 形腿和 O 形腿是膝关节极不平衡的典型例子。这些状况是由骨骼（胫骨和股骨）变形引起的。如果骨骼的一侧（外侧或内侧）与另一侧生长速率不同，最终会使一侧比另一侧更长，从而导致膝关节纵线不平衡。

膝关节的纵线承担着帮助身体传递力量的作用。在平衡良好的膝关节中，该纵线是恒定的。但是，当你的膝关节对齐异常时，力就会转移到单侧，这会导致半月板和软骨（有助于骨骼以较小的摩擦相互移动）过早磨损甚至破裂。换句话说，对齐异常可以使骨关节炎和慢性疼痛提前发生。

但是这种错位不仅会影响软骨，它还会影响膝关节的其他软组织，比如韧带和肌腱。膝关节两侧有两个主要的韧带，分别是内侧副韧带和外侧副韧带。这些韧带有助于防止膝关节过度张开，或避免股骨和胫骨之间间距过大。

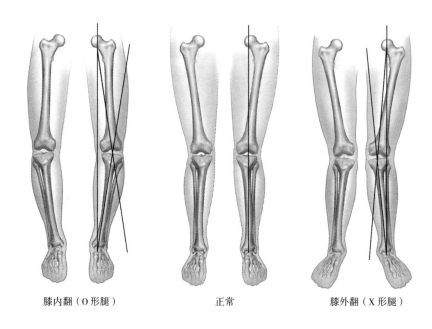

膝内翻（O形腿）　　　　　　正常　　　　　　膝外翻（X形腿）

图 1.4　膝关节对齐的类型

你可以把韧带想象成橡皮筋，其能够收紧，但也有过度伸展的风险。考虑到这一点，你就可以理解，膝关节错位会导致膝关节韧带一侧非常松弛，而另一侧变得更加绷紧。这可能会使膝关节短期内遭受外伤的风险增加，以及引发后续的慢性疾病和问题。

肢体长度　部分人遇到的另一个解剖学问题是肢体长度异常。换句话说，一条腿比另一条长或短。这种情况比你想象的更为常见，通常很多年也不会被注意到。但是，即使肢体长度稍有不同，它也会改变你的步行方式。随着时间的推移，这种行走方式的轻微改变会导致慢性疾病，如疼痛、肌肉萎缩（变小）或肥大（增大）——大小取决于肌肉状况，还有可能导致骨关节炎。

如前所述，异常对位的一些问题不太容易发现。一些细微的差异需要特定的成像技术（如 X 线片）才能显示出来，比如胫骨平台从前到后的倾斜程度（胫骨斜率）。倾斜度越大，便越有前交叉韧带撕裂的风险。当然，这是我们列举的一个非常具体的学术事实，你无须记住。然而这表明，当谈到对位和解剖结构时，许多变异因素可以导致损伤。

骨骼强度　并非所有人的骨骼都一样。众所周知，骨头有软有硬，或坚韧或易脆。骨强度是"先天"和"后天"共同影响的因素之一。每个人天生具有不同的骨密度和骨强度，因此理论上都可以达到最理想的强度或尺寸。另一方面，一些好习惯可以帮助你最大限度地提高骨强度。食用富含钙和维生素 D 的食物，保持尽可能多的活动量，避免抽烟，这些都是可以保持骨骼健康和力量的习惯。

过于柔韧　你的柔韧程度几近超过人类极限吗？如果你弯腰时可以将手平放在地板上；能用拇指触碰前臂；整个手腕能够几乎向后屈曲；手臂伸开且手掌朝上，肘部超出正常伸出位置超过 10°（向上弯曲）……那么你或许可以成为一名出色的体操运动员或蝶泳运动员，或许在聚会上可以把这些当成引人注目的把戏。但是这也意味着，你的膝关节损伤的风险更大。拥有良好的柔韧性是一件好事，但过于柔韧也可能存在问题。可以进行如此大幅度的屈曲被认为是关节过度灵活。如果你符合以上的柔韧标准，并且在 Beighton 评分（关节过度活动筛查）中获得较高的分数，这种情况在医学上可作为确诊，说明组成韧带和肌腱的组织（称为胶原蛋白）有着比正常情况下更大的弹性。这意味着你的关节在多个方向上的移动幅度超出了其应有的幅度，但也意味着韧带会承受更大的作用力，从而增加损伤的风险。

肌肉失衡　如果你还没有注意到这一趋势，我们想马上提醒你：为了使膝关节和整个身体正常工作，你需要保持平衡。前文我们也提到了"过犹不及"的说法。当涉及饮食、生活方式以及肌肉锻炼时，这一点尤其正确。

请记住，膝关节的主要动作很简单：屈曲和伸展。控制这些运动的两大主要肌群是大腿前部的股四头肌（伸膝）和大腿后部的腘绳肌肌群（屈膝）。

更重要的是，这些肌肉的力量应该保持平衡。股四头肌或腘绳肌的力量过大会导致通过膝关节的力量增加。例如，如果你的股四头肌比腘绳肌强壮得多，这会增加前交叉韧带撕裂的风险。腘绳肌会帮助后拉胫骨，而股四头肌则帮助前伸胫骨。在胫骨向外侧旋转时，如果胫骨相对于股骨不是正常对齐而是向前移动得太远，会在韧带上产生巨大的应力，从而导致前交叉韧带撕裂。

女性　遗憾的是，膝关节损伤可不管什么现代社会，它不遵从男女平等的原则。女性相对男性确实有更大的膝关节损伤风险，特别是前交叉韧带损伤。

那么，女性的膝关节有哪些不利因素？答案其实可以在上文提到的解剖学风险因素中找到。几乎所有的风险因素在女性身上都普遍存在：女性更有可能过度灵活，骨骼更易脆，股四头肌比腘绳肌更强壮，并且更有可能出现某些骨骼对齐排列异常，如胫骨后斜率增加。

总的来说，女性的韧带、肌腱和骨骼往往较小，它们所能承受的力也较小，因此损伤风险更高。另一个与女性前交叉韧带损伤有关的风险因素是，着地的生物力学——在跳跃后如何着地。女性在着地时，往往会把膝关节伸得更直，多采取外翻的姿势。这两个姿势都会对前交叉韧带施加更大的压力，因此增加了受伤的风险。

怀孕是一种特殊情况，"先天"（作为女性）和"后天"（具有更大的体重）因素在此时结合。显然，在怀孕期间增加体重是被鼓励以及合乎常规的事情。当体重增加 25～30 磅[①] 时，身体将面临酸痛的挑战，甚至是在这 9 个月中持续酸痛。膝关节是身体感受到体重所带来的紧张和压力的部位之一。这个现象很普遍，但是幸运的是，这只是暂时的。当你怀孕时，尽可能多地适度活动（取决于你的健康状况）会有所帮助。这样不仅可以最大限度地避免体重过多增加，又可以使身体保持应有的柔韧。一些女性在怀孕期间不可避免地会出现疼痛，但是在分娩和产后，随着体重减轻，这些疼痛也会随之

---

① 　1 磅 = 454 克。——编者注

减轻。这也是医生建议在产后几个月里重新恢复活动量（在你的整体健康状况允许的前提下）的原因——以继续保持健康的体重。在第十章中，我们将讨论为什么超重和肥胖对膝关节健康如此有害。

基于后天的风险因素

介绍了那么多先天的因素，现在让我们来谈谈与生活方式相关的因素，其中包括你的体育活动、体重增加，以及以前是否感到膝关节疼痛或有膝关节损伤的情况。

你是一名运动员　经常窝在室内玩电子游戏的年轻一代，即便是玩动作激烈的《使命召唤》或《足球世界》，也不会伤及到膝关节。静止的物体往往不会产生能量，如果你处于静止状态，则很难对膝关节造成直接损伤。但是，那些经常远足乞力马扎罗山（或仅是当地的步道）、在篮球场上拼搏、用贝克汉姆弧线射门并将球踢入足球门角的人，都是膝关节损伤风险极高的群体。

高能耗、高强度的运动施加在膝关节上的负荷和力量尤其大。这时，风险便取决于你的运动方式和训练方式。

通常，那些能让你成为优秀运动员的能力——技巧、力量、速度都会让你面临膝关节损伤的风险。每当我们向患者解释这一点时，便会想起电影《胜利之光》（*Friday Night Lights*）中的场景。在电影中，布比·迈尔斯（Boobie Miles）是得克萨斯州一支高中橄榄球队的后起之秀。这个孩子非常敏捷，可以随时停下来改变方向。他的名言之一是："你想赢，就让布比加入，我准备好驰骋赛场了。"当布比的前交叉韧带撕裂时，医生向他解释了为什么他不能继续比赛：前交叉韧带的特质是让他能如此快速地减速和改变方向的主要原因。但反过来，那些使他表现出色的动作也不断地向他的膝关节施加压力。

体育界导致受伤的几大罪魁祸首

  某些运动和活动是否更容易导致膝关节受伤？答案很简单，是的。膝关节进行任何容易受到高能量冲击的运动——要求突然停下、改变方向或别扭地着地，或在膝关节上施加过大的力量，都会导致其受伤。以下是最常见的受伤因素列表，顺序无特殊安排。

- **速降滑雪**：下坡时速度会达到每小时 40 英里①甚至以上，膝关节损伤风险很高。再加上滑雪靴对踝关节的固定支撑，使得膝关节更容易受伤。

- **篮球运动**：篮球运动包含太多急始、急停、起跳、落地动作。如今，篮球鞋几乎像是黏在地板上（防滑），这可能意味着脚停下来了而膝关节和腿并没有停下来。

- **足球**：足球是最常导致前交叉韧带撕裂的运动。与上述篮球中的风险类似：鞋底的短钉扎进草皮里，身体却还受牵引力影响——脚停了下来，但膝关节却还在继续向前运动。

- **橄榄球**：在男性韧带损伤的原因中名列前茅，同样在复杂的多韧带（多于一条韧带）损伤中，也居于团体运动之首。考虑到橄榄球运动的激烈性及快节奏，这也是可以理解的。同时，为避免头部撞击，以减少脑震荡的风险和影响（这是应该的），运动员的撞击部位开始越来越低。这使膝关节成为铲球的好靶子，因此很容易受伤。

- **长跑**：虽然它对心血管健康和保持健康的体重有益，但长期而言对膝关节却是一项更具破坏性的运动。原因？与其他有氧运动（如椭圆机锻炼或骑单车）相比，跑步对膝盖的影响更大。这并不是说，跑步不好或不值得去做，但它会使你的膝盖面临更高的

---

① 1 英里≈1.61 米。——编者注

慢性损伤和磨损的风险。你可以通过在较软的地面上跑步来将此风险降至最低。在小径或草地上跑步比在混凝土或沥青路面上长跑更有益。

也就是说，做任何一项运动或做任何相关动作的活动都会让你膝盖更容易受伤。其他风险项目还包括体操、网球、曲棍球和棒球。

对膝关节有好处的事和在球场上对成功有好处的事是背道而驰的。下面将列出一些常见的会使膝关节受伤风险增加的动作方式，同时也将对应列举一种更安全的替代动作。

风险动作 1：全速急停

想象一下：一个全美橄榄球联盟的前锋击中了一个洞，然后碰到了防守线第二梯队的后卫，即中后卫。就在他即将被擒抱的时候，他立即将方向改变 90°，躲开了擒抱并把球带回了家。这个动作通常是全速完成的，你可以试着把脚放在地面上，然后用站稳的脚蹬向地面，地面产生一个反作用力再将脚推开，从而改变方向。这种速度和能量的结合产生一个剪切力，使得膝关节很容易受伤，这是非接触性损伤的常见原因。你建立起来的所有力量都是通过地面上这只脚传导的，这只脚有点像在无人地带，不在身体的正下方也不与重心一致。

替代动作：分解和转向

建议替代的举措是"分解和转向"。与其在保持全速的同时改变方向，不如先停下来并放慢速度，然后改变方向。这也使你的脚更靠近身体和重心，从而可以实现更好的平衡，更重要的是可以更好地控制动作。举一个职业运动员的例子，全美橄榄球联盟的跑卫运动员马肖恩·林奇（Marshawn Lynch），十分擅长细致地分解动作并以较低速度改变方向。他还掌握了跳起侧切动作，这是一种用两只脚同时进行的动作（虽然有些人可能认为此举不太有效，但林奇已经在全美橄榄球联盟赛季跑了几千平方码[①]并赢得了"超级碗"。一些球迷也因他的低效动作而不愿承认他的野兽模式）。

风险动作2：单腿且失去平衡的跳跃和着地

单腿失去平衡的动作。这种动作通常发生在篮球运动中：快步上篮，试图绕过防守者，以全速抬起一条腿，然后笨拙地以另一条腿着地。扣篮时也经常发生这种情况：因为跳出去的距离与跳起来的距离几乎一致，运动员又是跟跄地单腿着地。

替代动作：双脚起降

在某些情况下单腿运动是不可避免的，但是有意识地使用双腿起跳和着地可以帮助膝关节远离损伤风险。想象一下，在地板上找一个最佳位置，卡位，然后用双脚起跳。如果以专业运动员作典型案例的话，明尼苏达山猫队的雷贝卡·布朗森（Rebekkah Brunson）最为合适，她是美国女子篮球联盟（WNBA）球队的领头羊。她擅长找到理想位置，双脚起跳，保持同样的反弹力，并以良好的重心着地。

风险动作3：突然减速

这有点类似于全速急停。想象一下某人在篮球快攻中全速奔跑，然后突然停了下来，比如跳停。这样的动作会给膝关节施加很大的力，因为当你的脚突然停下时，膝关节和身体的其他部分正在向一个方向高速移动。即使停下来，膝关节仍有一个向前的动量。

替代动作：受控停止

为了预防不必要的伤病，运动时需保持一定的控制：在你进行跨步、投篮或向上跳投之前，留有2英尺[②]的距离来控制跳跃停止。举个例子，杰诺·奥里埃玛（Geno Auriemma）是康涅狄格大学女子篮球项目众多全明星成员中的一位。这些运动员都有高超的基本功，包括跳、停、跨步等关键技术。

---

① 1平方码≈0.836平方米。——编者注
② 1英尺≈30.5厘米。——编者注

对运动员而言，风险的另一个影响因素是训练方式。该主题将在关于预防再受伤的第十二章中进行详细讨论，但是在这里还是想要强调几个要点。往往使膝关节处于危险之中的体育运动都有共同的特点 —— 失去控制与平衡。你可能会问，那我应该如何保持控制与平衡呢？参加比赛时保持良好的控制和平衡就像一段复杂的舞蹈，这需要核心力量和良好的本体感觉（身体对你在空间中位置的感知）。对于膝关节而言，控制与平衡它尤其需要强大的力量和更强壮的周围肌肉组织，其中腘绳肌和股四头肌在保护膝关节不受伤方面尤其重要。

每当观看美国国家篮球协会比赛（NBA）时，那些球员充满危险的跌落、绊倒和跌倒让观众感到害怕，不由得想如果那是自己的话，应该已经被抬离赛场了。我们总是惊讶于球员能在频繁地跌倒落地后又迅速起身回到比赛。在比赛视频中看到篮球运动员摔倒时，不妨倒带或慢动作播放看看 —— 观察一下他们膝关节上方的大腿肌肉。当球员着地时，观察这些肌肉是如何发挥作用的。它们是膝关节的支具和保护盾，否则膝关节将无法正常屈曲。如果你不知道该观察哪位球员，我们建议可以看一下勒布朗·詹姆斯（LeBron James）。这个家伙似乎每场比赛都会发生3～5个尴尬的失误，但是他令人难以置信的身体素质和下半身力量使他得以守护自己的膝关节。

第九章（关于康复）和第十二章（关于预防）将为你提供一些工具，帮助你主动预防这些损伤。

体重增加　膝关节损伤（尤其是慢性膝关节疼痛）的另一个常见风险因素是体重增加。我们知道大家的反应：另一位医学专家早就告诉过我，不要超重，要吃得更健康，并选择健康的生活方式。没错，控制体重的书确实比卡戴珊的自拍还多。但我们要强调的是，超重不仅会增加膝关节的日常损伤风险，还会加重膝关节急性损伤的风险。在风险较高的运动中，额外的重量可能就表现为额外的力量。另外，超重往往会破坏身体的平衡和协调能力。

一个极端的骨科病例可以说明这一点。如果你在视频网站上观看前橄榄球运动员马库斯·拉蒂莫尔（Marcus Lattimore）那次典型的膝关节损伤，那么你将看到非常骇人的画面：整个膝关节遭到破坏，严重不稳定。或者说，他断送了自己膝关节的工作生涯。这些损伤通常发生在碰撞强度较高的情况下，比如足球铲球、车祸、空降式滑雪等。这些就是所谓的高速创伤。

还有一组称为低速膝关节脱位的损伤，比如人跌倒后发生膝关节脱位。这些损伤更容易在极度超重（肥胖）的人身上发生。体重指数正常或略高于正常的人很少会遭遇这种严重损伤。这种损伤的发生只需 1 秒钟的时间：在身上增加 100 磅的重量，走路时几乎就像被后卫在膝关节以下铲球一样！这样说可能有点夸张，但并不是夸大其词。关键是，超重对身体关节，特别是膝关节非常不利。

这些知识是客观信息，并不是要让你感到羞耻。我们将在第十章中做出更多的解释，说明为什么超重可能对你的肌肉骨骼健康有害。在本书后续的章节中，我们还将提供一些有关饮食及物理治疗的建议，以帮助你恢复健康，减轻体重，从而保护膝关节！

之前曾感到膝关节疼痛　我们总是问患者："你以前是否有过这种疼痛？"或"你的膝关节曾经受过伤吗？"关节炎的主要原因之一是膝关节的既往受伤史。软骨损伤在很大程度上是不可逆的，而且是不断发展的，一旦你的软骨受损了，它就会继续恶化，那么治疗重点就在于试图以什么样的速度来减缓它的恶化。

这是一个有点复杂的过程，包含了很多甚至让医生感到厌烦的理论，但我们还是想在这里简要地为大家总结一下。前文已经讨论了涉及膝关节功能的骨、韧带和半月板。骨负责对齐和稳定性；韧带同样可以提供稳定性；半月板可以缓冲骨与骨之间的摩擦，并提供一定的稳定性；而软骨则保证了骨与骨之间能平滑滑动。膝关节损伤便是这些结构中的任何一个发生了"破裂"或"撕裂"，从而使其失去功能。任何一处的损伤都会导致连锁反应，从而改变其他组成部分的功能。

例如，前交叉韧带撕裂会使胫骨和股骨的相对运动发生改变。膝关节运动时生物力学的变化给韧带和半月板带来了额外的压力。如此一来，便会导致半月板过早磨损，最终导致软骨破裂，并引起关节炎和疼痛。也有可能走向另一个结果——你会遭遇胫骨平台骨折（更多内容请参见第三章），骨折则会导致关节错位。即使是几毫米的偏差，也可能完全改变膝关节不同部位的作用力，同时也改变了你的运动方式，从而导致半月板和软骨的磨损，最终发展为关节炎。

关键一点是，有时在早期你感觉不到伤痛，但损伤的影响可能已经持续很久，而且会不断加重。考虑到这一点，一旦你遭受了严重的膝关节损伤，你的目标应该是着手解决这种损伤，并尽量减少其他可能导致膝关节健康恶化的因素。

我们希望本章能够帮助回答一个老生常谈的问题，即为什么你的膝关节会受伤，并帮助你了解如何避免将来的其他损伤或防止原有损伤加重。膝关节损伤有多种类型，详细的内容将在第三章中讨论。要记住的另一个关键点是，膝关节重要结构损伤会破坏其平衡和力线对位，从而导致作用力增加。不得不承认的是，膝关节受伤之后，整个恢复过程基本上就像被黑暗逐步吞噬一样令人忐忑不安。因此，治疗应旨在恢复整体平衡并尽量减少进一步的破坏。

正如接下来要了解到的那样，有些损伤是可以治愈的，并且有着惊人的恢复效果，而另一些则难以处理。无论如何，我们都应专注于解决特定损伤及问题，而这将都需要你采取避免高强度、高风险的运动，保持健康的体重以减少膝关节过度负荷等保护措施。

下一章让我们为大家介绍膝关节受伤后应立即采取的措施以及你的治疗选择。

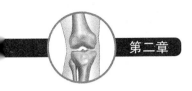

第二章

膝关节受伤后该怎么办

后续护理：从哪里开始，该去找谁求助，为什么

除了不可避免的"为什么是我"，受伤后的一大问题通常还包括"现在该怎么办"。很多时候，我们不知道跌倒时该怎么办，或者膝关节受伤后应该采取什么措施。待在家里冰敷几天好，还是直接去医院急诊室好？是应该找初级保健医师，还是应该排队去看专科医生？这严重吗？我能恢复到原来的状态吗？我应该选择在电视上看到的那位医生，还是应该去我朋友咨询过的那位？确实，这是一个充满挑战的时刻，你必须在短时间内做出几个复杂的决定，但同时又因疼痛、恐惧、压力而无法清晰地思考。

本章将介绍所有关于膝关节受伤初始阶段处理的知识。我们将重点叙述受伤后的即时处理，如何获得诊断以及可能需要进行哪些影像学检查（我们将为你解答如"所有方法几乎都一样吗？还是有些比其他的更合适我"这类问题）。最后，我们将告诉你如何选择专家、问什么问题以及如何为治疗方案做决定。

不幸就这么发生了：
里基·卢比奥，犹他爵士队控球后卫

里基·卢比奥是一位来自西班牙的篮球新秀。他具备冲击辉煌职业生涯的潜质，并且正在经历一个非凡的 NBA 赛季，赛季中他赢得了最佳新秀的荣誉。当他因为严重的膝关节损伤而摔倒时，他防守的是有史以来最伟大的球员之一 —— 科比·布莱恩特。

里基最初的想法与大部分运动员患者的一样："如果我再也不能打球了该怎么办？"他说："这太可怕了，我不知道会发生什么。虽然我非常乐观，但没人知道这些损伤究竟会如何影响我的表现。"

里基在决定何时和何地进行手术这方面征询了许多意见。而当他做好决定后，这还只是他漫长康复过程的开始。九个月后，他回到了 NBA 的赛场，并且作为犹他爵士队的控球后卫继续在联盟中表现出色。

他对其他膝关节受伤的人的建议是："耐心一点。这是一条漫长的道路，并且会有很多起伏，但是你只需要保持专注并设定些小目标。不要想太多。每周或每两周设定一个新目标。也许几周后你仍看不到任何进展，但不要放弃，这些都是过程中的一部分。在康复过程中，和你的理疗师保持融洽的相处是非常重要的。积极的态度也会有所帮助。"

受伤后的及时措施

"砰"的一声，你倒在了地上。这该怎么办？

保持镇定，不要惊慌。试着在别人的帮助下站起来（周围没有人的情况下借用物体），逐渐增加施加在腿上的重量。如果这可行而又没有明显的疼痛，你可以尝试着走几步。除非是重大创伤（交通事故、高能量创伤、高速创伤），否则尝试承重不会加剧大多数损伤。如果你可以走路且疼痛迅速消失，那么在大多数情况下，你无须立即就医。"砰"的一声（弹响）可能由多种原因引起，并且位置不确定（这意味着它可能来自膝关节的任何结构）。有些原因是良性的，比如髌骨在股骨上的不正常滑动；而其他原因则可能十分严重，比如韧带撕裂。

然而，如果疼痛持续存在，并且你的膝盖无法承受任何重量，请先不要向其施力，应尽快去急诊室或急救中心接受更准确的诊断。一些迹象能表明严重的情况：迅速肿胀、剧烈疼痛、活动范围受限、持续地发出弹响声或膝关节感到卡住。请记住，在大多数情况下，这些都不是威胁生命的事件，因此不用过于紧张。休息一两天不会影响损伤的预后。

运动员注意事项：如果你在比赛中受伤，请首先尝试坐起来。如果比赛没有停止，而你面朝下或仰面躺着，此时万一有人摔倒在你身上，你会受更严重的伤，因此坐起来是最安全的。重要的是，要立即提醒运动教练或队医你不能继续比赛，让他们赶紧将你从比赛中"解救"出来。

通过 RICE 法拯救你的膝关节：休息（Rest）、冰敷（Ice）、加压（Compress）和抬高（Elevate）

受伤后要做的第一件事就是避免加重膝关节的负担（避免把所有的重量都压在膝关节上），并尽快对膝关节实施冰敷以减轻肿胀，直到你得到诊断。通常，在等待就诊的这段时间，应尽量阻止膝关节肿胀。交替冰敷是最有效的方法，间歇性地将冰袋放置于膝关节处。通常推荐的时间是敷 20 分钟，停20 分钟；或敷 10 分钟，停 10 分钟。此时热敷是没有效果的，冰敷才是镇定炎症的最好方法。

接下来，加压 / 保护、抬高并继续制动膝关节。用弹性绷带包裹受伤的膝关节，加压能减轻炎症反应，期间应确保只施加轻微的压力。如果包裹得太紧，可能会破坏正常的血液流通，并导致膝关节以下肿胀。尽可能使膝关节保持处于（或高于）心脏水平位置，以帮助减轻肿胀。最后，如果你无法行走，请使用拐杖来减轻膝关节的压力，以降低膝关节损伤加重的风险。

请务必注意，无论膝关节损伤的具体情况或未来所需的治疗方法如何，以上这些措施都非常必要。减轻肿胀和炎症始终是第一步。即使你不需要手术治疗，为使日后更好地参与运动，恢复的第一步也是减轻炎症和肿胀。如果需要进行手术治疗，那么膝关节需保持在炎症反应轻且活动范围良好（完全伸展至屈曲90°）的状态，不仅能帮助手术顺利进行，而且可以促进术后效果。

它有多糟糕？我需要去急诊室吗

膝关节损伤后需要警惕四个危险信号：

疼痛　大多数的损伤只有在关节负重时才会疼痛。如果你在休息时或在正常的活动范围内也感到十分疼痛，就应该迅速退出比赛。如果疼痛无法缓解，需立即去急诊室接受疼痛治疗和进一步的诊断。如果疼痛程度还可以忍受，也可过后预约家庭医生。

肿胀　这可能是由韧带撕裂导致关节内部出血，或者当骨骼滑膜层受损时身体试图保持平滑的活动范围而激活的防御机制造成的。具体来说，当你的膝关节出现大幅肿胀（主要是韧带损伤）时，膝关节囊内会充满血液并极度膨胀。关节囊有神经感受器，会告诉大脑它已经达到最大容量（它不像气球可以持续膨胀），随后肿胀可能会转化为明显的疼痛感。在这种情况下，你必须得到急诊处理，进行关节穿刺术（用注射器将血液抽出），以立即缓解症状（图2.1）。

不稳定性　如果损伤后你感觉到膝关节在做某些动作时有所变形，则应

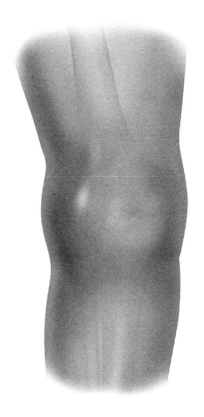

图 2.1　膝关节肿胀

尽快让医生准确评估。然而，如果你的膝关节完全不稳定，即仅仅站着就会导致膝关节在不同的方向上变形，那就应该立即去急诊室，因为这可能是膝关节脱位。诸如脱位（股骨与胫骨或髌骨之间发生脱位）之类的损伤属于紧急情况，应立即得到治疗（图 2.2）。

通常，与失稳症状有关的损伤需要借助影像学检查来排除，如通过 X 线片来排除骨折（图 2.3）。

伤口　如果皮肤上有一个洞，或者你发现有伤口，应该立即去急诊室，让医生判断是否属于开放性骨折。开放性骨折意味着能够接触外部环境的一切，包括细菌都可以通过破口进入骨折处，或者进入人体"内环境"。这将使

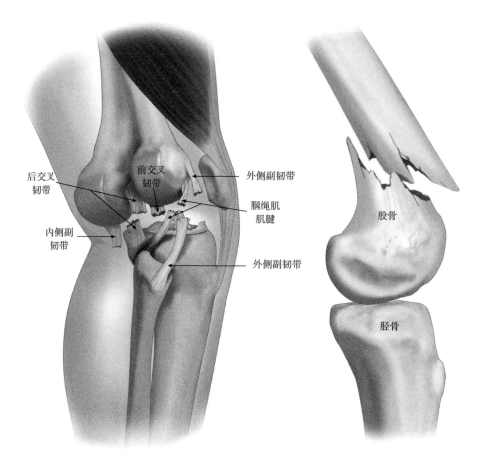

图 2.2　膝关节脱位

图 2.3　股骨远端骨折

你处于高度感染风险状态，是一种极其糟糕的状况。伤情需要立即进行评估，如果是开放性骨折，则要采取抗生素治疗，并送至手术室进行清创。

受伤时，仅根据症状来区分轻度损伤和重度损伤有时很难实现。如果你自己不确定，我们建议你去看医生。这将有助于明确诊断，并提供保障，即使伤情的确很严重，愈合也只是时间问题。

危急 vs 紧急 vs 择期

　　这三者有什么区别呢？在危急情况下，生命或健康受到直接威胁；而在紧急情况下，生命或健康没有马上到来的危险或威胁，但如果在一定时间内不加以处理，可能会演变为危急情况；择期意味着患者可以自行选择手术的时机，因为没有紧迫性（图 2.4 和图 2.5）。

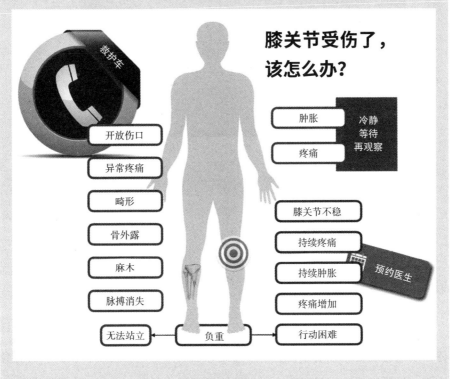

图 2.4　不同情况的具体症状表现

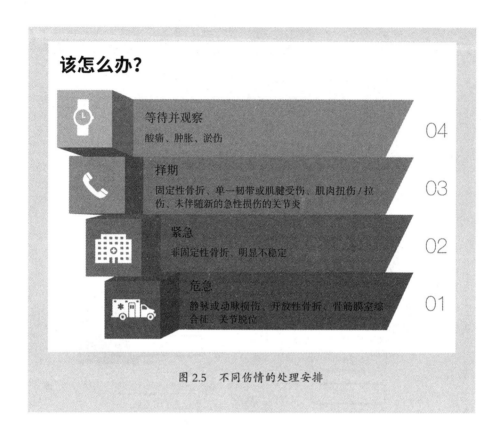

该怎么办?

04 等待并观察
酸痛、肿胀、淤伤

03 择期
固定性骨折、单一韧带或肌腱受伤、肌肉扭伤 / 拉伤、未伴随新的急性损伤的关节炎

02 紧急
非固定性骨折、明显不稳定

01 危急
静脉或动脉损伤、开放性骨折、骨筋膜室综合征、关节脱位

图 2.5 不同伤情的处理安排

倾听你的身体

前面的图表看起来已经很直观,但是当损伤发生时,你还是应该慎重对待,以免造成更严重的损伤。不要遵循那套"没有痛苦就没有收获"的健身准则。如果你的疼痛很剧烈,请勿继续尝试把力量施加在腿上;如果你感到膝关节不舒服,真正危险的是会因此而发生的跌倒。

如果几天过去,症状(疼痛、肿胀、弹响)依然没有改善,请及时就医。治疗时间被耽误太长可能会导致一系列后果。尽量避免搬运重物,并且当你转向另一个方向时,请确保转动你的整个身体,以免扭曲膝关节。倾听身体很重要。如果你认为疼痛是可以忍受的并且膝关节可以正常工作,但在一天结束时膝关节肿胀明显，请不要再无视下去，因为你的膝关节正尝试告诉你，它还是出了问题。

"6周规则"可以判断撞伤、擦伤、拉伤和扭伤后的恢复情况。大多数良性损伤将在6周内得以转好。如果伤情没有得到缓解，那它便是在警示你，要去看医生了。

做出诊断

根据症状程度，你可以去急诊室或门诊进行咨询。在你看医生前，你要先做X线片检查以排除骨伤，并确定损伤的严重程度。如果发生关节脱位或骨折，你的情况或许更紧急，因此随时准备好如下信息也很重要。

就诊时医生将对你进行体格检查。下面将介绍经典的膝关节检查步骤：

首先，医生将检查你是否可以行走，如果可以的话，还会观察你如何行走。

其次，医生将进行双侧膝关节检查，来判断损伤的膝关节与未损伤的膝关节是否有差异，并评估是否有皮肤损伤，感觉、脉搏是否异常。

医生会评估皮肤温度，如果患侧膝关节比健侧膝关节温度更高，他们会怀疑有炎症或感染。

接着，医生会评估关节内的液体情况。为此，他们会将所有液体从髌骨顶部向下压，看你的髌骨是否向下移动并撞到股骨，就像冰块倒入一杯水中。如果关节内没有液体，你的髌骨就会紧贴股骨，完全不能活动。

然后，医生将评估活动范围（你可以多大限度上自行活动膝关节）。这将提示他们之后可以多大限度恢复你的膝关节。

再然后，医生将对你膝关节可能损伤的所有区域（半月板、软骨、周围韧带和骨骼）进行触诊，以查看是否存在特定的压痛。

最后，如果你的膝关节状态不稳定，医生将对它进行特定的评估，以查看膝关节明显不稳时所涉及的韧带。此后，医生会为你提供初步诊断，并告诉你还需要进行哪些化验或影像检查来确认病情。此时，关键问题将是：

- 损伤到底有多严重？
- 当我有或没有这种疑似诊断时，我可以做什么？
- 完成检查的时间要求是什么？当天就应该完成吗？我可以过后再做吗？
- 我应该在哪里做这些检查？有首选的专家吗（有时，医生会根据成像质量方面来判断哪种设备更好。有时会需要一些特殊的视图才能完全诊断某种特定状况）？
- 什么时候需要复诊？
- 会打电话告知我结果吗？
- 在此期间我该做什么？我应该采取支具、消炎药、冰敷等措施吗？
- 我可以做日常活动吗（当医生提出建议时请尽量记下来，你可以在手机上做笔记，或者索取书面材料，因为你可能会记不住所有事情。这不是测试你记忆力的最佳时机）？

我需要做 X 线片、磁共振成像（MRI）或 CT 扫描吗

X 线片

很多时候，患者都会问他们是否真的需要做 X 线片。X 线片可以为诊断提供重要的信息，因此通常是首选。它是确认或排除骨折，以及查看是否有肿瘤的重要成像工具。有时患者会询问是否应该进行磁共振成像（以下简称为 MRI）检查来取代 X 线片检查。实际上，在很多情况下，X 线片比 MRI 有

用得多，因为单独的 MRI 检查并不能使医生对大多数的膝关节损伤有完整的了解。况且，X 线片的成本更低，耗费时间更少。通过 X 线片医生可以更好地诊断多种膝关节损伤，并且可以更好地评估如膝关节对位对线、骨骼质量（X 线片可以检测出骨质减少或骨骼变薄）以及骨关节炎的程度（关节间隙变窄、骨刺）等。

拍 X 线片的过程相对简单。根据医生要求的 X 线片的数量，通常需要 3～4 分钟。他们会把你带到仪器室，那里的医生可能会要求你换上检查专用的住院服，同时还会要求你从身上取下金属或珠宝饰品。做好充分准备后，医生会告诉你如何摆放膝关节以呈现清晰的图像。其间，他们可能会要求你以几个体位 —— 或躺，或坐，或站立来完成检查。当你站在装有 X 线胶片或传感器的专用面板前面时，医生会拍摄图像。拍摄图像时请保持静止不动，这样才可以呈现出最清晰的图像。

特殊的 X 线片（又称动力位 X 线片）可以确定你的膝关节韧带是以怎样的动态方式来运作的。外科医生会给你做这种测试，向内或向外按压膝关节（外翻或内翻），以查看韧带是否正常。例如，如果膝关节内侧副韧带撕裂，那么与健侧膝关节相比，受伤的膝关节会有明显的缝隙。这些信息至关重要，有时动力位 X 线片是了解这些功能缺陷的唯一手段。然而，针对慢性膝关节损伤，MRI 可能无法做出检测。

磁共振成像

当医生怀疑存在软组织（韧带、肌腱、半月板、软骨）损伤时，MRI 就能派上用场了。这台仪器使用带有无线电的磁场和一台计算机来制作膝关节各个维度的详细图像。通过 MRI，医生不仅可以看到骨骼，还可以看到软骨、肌腱、韧带甚至血管（图 2.6）。

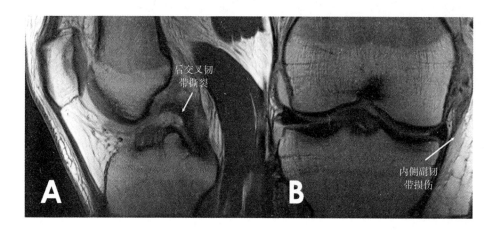

后交叉韧
带撕裂

内侧副韧
带损伤

图 2.6　膝关节磁共振成像示例

MRI仪器根据功率（0.5特斯拉、1特斯拉、1.5特斯拉和3特斯拉）分类。通常，一台 3 特斯拉功率的仪器是较好的新型设备。如果条件允许，你可以要求用这种仪器进行检查。

一台典型的 MRI 仪器看起来像一个庞大的空心圆筒，中间有一个可以前后移动的硬床。仪器中有一个强大的磁铁，因此检查时房间内不得存在金属。在说明流程之后，技术人员会让你躺在仪器中间的床上。做膝部 MRI，你需要将脚朝筒内，并且只有下半身进入圆筒内。尽可能保持安静不动，避免成像效果不佳（就像拍照对象移动的话拍出的照片就会模糊一样）。当仪器为你的膝关节成像时，你需要在 30～45 分钟保持静止不动。检查期间，你往往是一个人在房间里的。操作仪器的技术人员在外面，他可以用双向对讲机与你沟通交流。

有些患者对做 MRI 有顾虑，并咨询他们能否用开放式的仪器而不是封闭式的。与封闭式 MRI 不同，开放式 MRI 在顶部和底部使用磁铁，四周敞开。这种结构更适用于有幽闭恐惧症或惊恐症的患者，并且使体型较大的患者也能够利用 MRI 精确诊断他们的问题。不过，由于开放式仪器的功能不够强大，因此成像质量较差。如果你可以忍受封闭式的 MRI 仪器，那么它永远都是一个更好的选择。如果你不确定自己是否能够完成这个检查，在测试过程中，你可以使用耳塞（MRI 仪器通常会有很大噪声）并向医务人员请求服用镇静药或抗焦虑药。

轻伤后通常无须立即做 MRI 检查，可以将这个检查推迟。如果你的医生认为你的体格检查完全正常，并且你的 X 线片显示并无损伤，则可以等到症状没有改善时，再做进一步的检查。MRI 费用昂贵，而且要耗时 30～45 分钟。如果通过 X 线片和关节体格检查没有诊断出其他软组织损伤，则可不用进行此项检查。

计算机断层扫描（CT 扫描）

CT 扫描就像一次性做 100 张 X 线片一样。当医生想要检查骨骼相关问题时，通常会安排患者做 CT 扫描，例如，了解骨折后骨骼是否愈合，之前的韧带重建术是否改变了腱鞘位置，或进行腱鞘扩大后骨骼的形态。

因为扫描变得更快，X 线的暴露减少，从而在较低量的辐射暴露下提供了质量更好的图像。如今，患者暴露于膝关节 CT 扫描的平均辐射比长途航班上的乘客还要少。也就是说，如果你的医生正考虑为你安排 CT 扫描，请询问他们暴露于放射线的风险与获得早期诊断的收益哪个更大。

如何挑选一个合适的医生

选择有资质处理特定膝伤的医生，要仔细地研究医生的医学背景。初级保健医生、运动医生和骨外科医生可以为你提供正确的指导。与很少接诊膝伤患者的医生相比，膝伤患者接诊数量较大的医生操作手术通常更为熟练、高效。考虑到你受伤的类型，你可以花一些时间调查哪些医生与你的病情相关并且经验丰富，也不妨寻求医学领域人士的推荐和意见。请记住，即使你的一个朋友大肆吹捧他们的医生，但术业有专攻，该医生不一定是最适合你的。

如果你正从事一项运动并且继续这项运动对你很重要，那么你可能需要看运动医生。为许多赛跑运动员、棒球运动员或篮球运动员诊疗过的医生可能会在与运动相关的特定损伤方面有着更多的经验。

你也可以寻找在学术期刊上（用伤病名称和医生的姓氏在 pubmed.gov 网址上搜索，或请认识的医生帮你搜索）发表过与你的损伤类型相关文章的医生。你可以查询原创的出版物、章节和书籍。通常，出版专业作品的人会更有经验，并且对病理学方面也有更多了解。再强调一次，在你清楚哪个医生最能帮助你之前，请开展充分的调研。

然后，确保了解你选择的医师的经验情况，包括他们做过哪些手术以及多久做一次这种类型的手术。大多数骨科医生以及专攻运动损伤的医生都可以进行前交叉韧带或半月板修复手术。然而，更复杂的损伤，如膝关节脱位，在大多数医生的临床实践中并不常见。所以，你还要考虑他们做过多少台这种类型的手术。具体来说，对于更复杂的损伤，你不会放心将自己托付于一位一年只做几台这类手术的医生。手术量大的外科医生通常具有更多的经验，并且他们团队的手术准备也会比手术量少的外科团队更好。每年做 50 台复杂的手术和只做一两台是有很大差别的。

当然，选择当地医院的医生可能会更方便。也就是说，如果你的损伤很严重但还可以出发到医院，请毫不犹豫地选择当地医院的专家。一开始伤情导致移动困难时可能会很麻烦，但从结果角度出发肯定会很值得。考虑到你的身体将伴你一生，所以还是要争取最好的效果。

最重要的是，咨询令你满意的医生，倾听他们说的话，并确保他们在该课题方面知识经验丰富。你需要一个不仅对自己的专业能力有信心，而且能理解你目标的护理人员，他会努力提供给你最好的预期结果。

还值得一提的是，对于许多人而言，最烦恼的一个问题是保险。找到最好的外科医生固然是手术成功的良好开端，但不幸的是，并不是所有的医生都在你保险公司保障的范围内。保险公司的网络既广泛又局限。在网络内、网络外未覆盖的医生列表系统中搜寻可能会很复杂，但了解其中的差异很重要，因为这涉及治疗成本。寻求网络内医生的成本可能最低，而寻求网络外医生的成本可能很高。这是当今医疗系统的悲哀现实，如果在你纳保范围内的医生不能够治疗你的特定问题，或者他们在治疗方面没什么经验，这可能会对你术后结果产生影响。

通常情况下，你所预约的医生会对应配有一名前台服务人员，他可以帮助你了解保险的覆盖范围，让你对保险的具体内容和金额有一个充分的了解。有些医生，尤其是那些专科医生，可能没有覆盖或只有很少的覆盖。当你面对这个决定时，要事先了解你的手术可能有多复杂，以及可能会有什么风险。让一个对你的损伤没有经验或经验很少的医生来做手术可能使你不能得到最好的治疗效果。但是，如果找保险网络之外的专家治疗，你也可能要面对巨额费用。为你提供有关此类决策的建议超出了本书的范围，但是如果你需要寻求保险网络外的专家就医，我们建议你与家人和医生慎重讨论你的选择。

更多问题请咨询专家

得到诊断后，你就可以问专家你想要了解的所有问题。如果你不了解他给出的解释，请不要害怕，再问一次也无妨。手术后可能会有并发症，你一定要意识到这类情况（这样你就可以做好准备），同时医生也需要知道你的结果预期。

治疗前

- 治疗的第一步是什么？
- 我受的伤有多普遍？
- 手术前我应该尝试恢复膝关节的活动范围吗？

治疗中

- 我的治疗过程中有手术吗？手术与非手术方法的优缺点是什么？如果我需要手术，应该什么时候做？
- 手术过程是什么样的？手术时长是多少？
- 如果发现了之前在磁共振成像中没有看到的问题会怎样？新问题需要同时解决吗？这对我最初的决定有什么样的影响？
- 能给我解释所有的并发症吗？它们发生的可能性多大？有什么办法可以阻止它们？如果发生了，我该怎么办？

治疗后

- 康复有多艰难？
- 我需要拐杖吗？或者其他什么特殊设备吗？
- 在整个治疗过程中，我需要完成哪些步骤？手术前我应该进行物理治疗吗？
- 如何加快恢复速度？
- 干细胞治疗适合我吗？
- 我要多久才能回到学校 / 工作 / 体育运动当中？
- 我恢复不到原来水平的可能性有多大？

- 我长期患某种残疾的可能性有多大？

呼叫网络医生

当你有了诊断结果后，很自然就会想要在互联网上自己研究一下。你当然应该了解一下你的病情，但也要相信你的医生。网上的一些信息不科学、未更新或不准确。医生通常参加各自领域的学术会议（所有专家都会去讨论最新的证据和技术），因此他们有最好的信息来源。实际上，网上查证的目的应该是能够（在就医时）提出正确的问题。试着提前把你的问题写下来，或者把它们记录在你的手机里，这样你就不会在预约时忘记它们。

有关具体损伤和诊断结果的更多信息，请参见第三章"最重要的25个膝关节问题"。

征求另一种意见

在你的诊断和治疗计划上获得第二甚至第三种意见也是帮助你确定最佳治疗方案的好方法。信任你的医生及其团队，并与他们相处融洽。信心是每项治疗成功的关键因素，因此你要确信自己的医生是最适合自己病情的。

如果你同意所选择的医生的建议，并且对此100%信任，那么太好了，你的治疗方案已经基本成型了。但是，如果你不确定或有纠结的问题，就可以去寻求第二种意见，毕竟你在买车、买房、结婚或做任何重要的人生决定时都会多方征求意见，在医疗保健上也应如此。当你不确定自己是否已获得有关损伤的诊断信息，或者被告知没有什么可担心的但仍然感觉有问题时，尤其应如此。我们始终认为患者应该秉持"患者永远是对的"这句格言。如果你认为有问题，那么实际上可能的确存在一些问题。在这种情况下，获得关于膝关节问题的第二种意见不失为一个好主意。记住，医生是人，他们也会犯错误。相信自己的直觉，并积极主动地研究和寻找你的护理选择。

我应该在哪里进行康复治疗

一个好的康复计划是手术成功的关键。毫不夸张地说，一个手术的结果可能 50% 取决于在手术室所做的工作，另外 50% 取决于你的后期康复。大多数医生根据病理情况，与特定的理疗师（从事康复和功能恢复的专业保健人员）密切合作。这不是随机选择的：医生知道谁可以在这个领域做得更好。当然，有很多出色的物理治疗师可供选择，但是要确保其能够理解外科医生的治疗方案。有时，外科医生会要求你在他们所在的机构中开始物理治疗，之后再回到你住所附近继续物理治疗。你要确保自己了解在整个治疗过程中需要完成的步骤，以及康复需要多长时间。如不清楚，还是要去问一遍（我们将在第九章中深入讨论这些内容）。

总之，了解伤后即时处理是能够启动治疗程序并及时找到合适医生的关键。提出正确的问题、与医生沟通你的期望、学习和了解要做的选择也同样重要。最后，在康复过程中努力恢复到你原先的活动水平是成功的另一个重要因素。

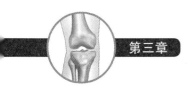

第三章

最重要的 25 个膝关节问题

它们会影响哪些人群，是如何发生的以及应如何处理

前交叉韧带撕裂

提到膝关节损伤，你可能立即会想到"前交叉韧带撕裂"。前交叉韧带是最常被撕裂的膝关节韧带，因此与其相关的损伤也最受公众关注。前交叉韧带位于膝关节的中央，在膝关节扭转或环转时，能有效防止膝关节向前滑动和旋转。大多数前交叉韧带撕裂发生在体育活动中，约有 3/4 是发生在开放的环境下，在接触伤中一般不会发生前交叉韧带撕裂。身体在扭转或转弯时，膝关节可能向内屈曲或内扣，导致前交叉韧带撕裂（图 3.1）。经典案例可参考 2019 年 NBA 总决赛克莱·汤普森（Clay Thompson）受伤的视频。受伤后，患者试图站起来走路时，常会感到膝关节不稳定，好像要内扣。

通常，前交叉韧带撕裂时，你会听到弹响声。这是骨头挫伤造成的，通常被认为是骨折前期的征兆。这是由关节自身滑动以及骨头相互撞击发出的声音，撞击的力量只能造成挫伤，还不足以造成骨折。这种情况最常发生在

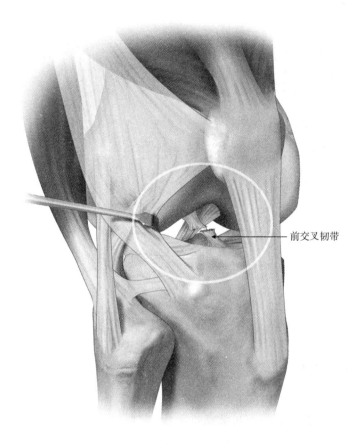

图 3.1　前交叉韧带撕裂

膝关节的外侧，因为这里是胫骨后部撞击股骨前部的地方。大约 75% 的前交叉韧带撕裂患者会在膝关节外侧出现骨挫伤，这些骨挫伤也是前交叉韧带"罢工"的迹象，甚至 MRI 扫描也不能清晰地予以显示。

　　前交叉韧带由膝中动脉供血。因此，在前交叉韧带撕裂后的最初 24 小时内，通常会因出血而导致膝关节非常肿胀。对措就是要立即冰敷，尽量减少出血，因为关节里不该存有血液。血液和炎症加剧是软骨健康的噩梦。这种炎症会进一步损害软骨，并形成一个易于产生瘢痕组织的环境，从而导致关节僵硬和长期并发症。如果前交叉韧带撕裂后 2～3 天内你都因过于疼痛而无法集中精力或入睡，这可能是血液积聚在关节内部造成的。对于这类情况，你的医生会实施关节穿刺来抽出一些液体，从而使你的疼痛立即得到缓解。

研究表明，大约 50% 遭受前交叉韧带撕裂的人会在 20 年内患上创伤后骨关节炎。想要逆转这个困境，就要注意两个最重要的因素：治疗的时机和前交叉韧带撕裂时的年龄。年龄越大，前交叉韧带撕裂后发生骨关节炎的可能性就越大。

显然，你无法控制自己患病的年龄，但可以决定治疗的时机。因此，如果一个人有前交叉韧带撕裂的问题，等待和观察的方法可能会适得其反，并最终导致膝关节患上关节炎。如果你确实有膝关节不稳的迹象（你的医生可以帮你确定），那么重建手术将是你的最佳选择。考虑长远结果，请尽快进行前交叉韧带重建手术。

现在的问题是，出现前交叉韧带撕裂后最适合你的治疗方案是什么。在过去，前交叉韧带的治疗是根据患者年龄进行明确区分的：对年轻患者的建议是重建，对于年龄较大的患者（50 岁以上）则建议保守治疗。然而，随着人口老龄化，人们的日常活动越来越活跃，这种区别就变得不那么明显了。因此，治疗目标应该根据病例具体情况讨论制定，并针对每个患者实施个体化治疗。

通常，我们认为在扭转和环转动作上遇到问题并且希望继续参加篮球、橄榄球、足球、滑雪和其他运动项目的患者，应该进行前交叉韧带重建。这是为了保护他们的膝关节免于发生过多移动，不然将进一步导致软骨和半月板撕裂。此外，研究表明，前交叉韧带撕裂等待重建的时间越长，患关节炎的可能性就越大。这意味着，如果你像皮尔斯·布鲁斯南（Pierce Brosnan）或克里斯蒂·布林克利（Christie Brinkley）一样，到了 60 多岁仍然在滑雪、跑步或参加接力，那完全有理由考虑接受前交叉韧带重建术。另外，其他因素也会影响决策，例如：

① **其他组合损伤。**虽然我们可以保守治疗前交叉韧带，但半月板撕

裂或其他韧带损伤最终还是需要手术治疗。或在膝关节已有多处损伤的情况下，最复杂或情况最坏的损伤决定了整体治疗方案。

② **是否患有骨关节炎。**关节炎重症患者通常不适合进行关节镜手术，如前交叉韧带重建术。这类似于因素①：骨关节炎加重了病情，因此会影响治疗。

③ **患者身体的基础情况。**因为前交叉韧带重建术是择期手术，所以必须考虑患者的健康状况。

综上，你的选择是什么？保守的治疗方法包括非手术治疗：主要是休息、冰敷、镇痛药（对乙酰氨基酚）、物理疗法以及经常使用支具。有时可以尝试注射治疗，例如，富含血小板血浆或骨髓抽吸浓缩液（BMAC）或其他愈合刺激剂。这些内容将在第十一章中再详细讨论，它们背后的科学依据尚不确定。物理疗法的重点是恢复良好的功能和活动范围，防止长期关节僵硬，并改善肌肉力量，尤其是腘绳肌的力量。

概述：前交叉韧带撕裂

发病率：在美国，每年约有 30 万前交叉韧带损伤病例。

常见原因：任何导致胫骨相对于股骨过大的力。在运动中，包括急速停止、方向改变、跳跃停止和跳转等动作。

典型患者：一名健康的 16 岁女性足球运动员。这个病例包含了最容易出现风险的运动和年龄组。参加要求快速改变方向或速度这类运动的任何运动员都有风险。

该怎么办：如果你听到弹响声，并且感到明显疼痛和肿胀，请安排医生预约。如果你的膝盖无法承受任何重量，腿部感到麻木、刺痛或使用非处方药也无法抑制疼痛，请去附近的急诊科就诊，因为这些可能都是严重损伤的表现。

损伤严重程度：根据临床和高级影像学检查结果，前交叉韧带撕裂的严重程度为 1～3 级。3 级撕裂是前交叉韧带完全断裂，而 1 级撕裂和 2 级撕裂则是不同程度的部分撕裂。

治疗选择：主要的两种选择是保守（非手术）治疗和重建手术。保守治疗通常针对运动需求不大或不需要前交叉韧带提供过多功能的患者。对于运动员和希望保持良好运动状态的患者以及在非手术治疗后仍然存在膝关节不稳的患者，通常建议通过手术彻底重建前交叉韧带。

预期疗效：在过去的 20 年中，前交叉韧带重建技术已经经历了漫长的发展。通常来说，患者可以回到损伤前的活动水平。而长期研究确实表明，即使是经过手术治疗的前交叉韧带损伤，也会增加骨关节炎的患病风险，目前尚没有对新型手术技术进行长达 10 年、15 年和 20 年的跟进研究。但我们相信，随着技术的进步，这种风险关系将会减小。

恢复活动时间表：患者通常在术后第一天就可以开始步行或负重。完全回归竞技体育中通常需要 6～12 个月的时间，不过这一点仍存有争议：在 5 年前，许多医生就允许患者在 6 个月时回归赛场。然而，最近的数据显示，如果韧带仍在愈合中的话，再多愈合 3～6 个月，康复效果会更好。

实际上，手术选择因外科医生而异。但是，除少数特殊情况外，外科医生不会修复原有的前交叉韧带，他们会用一种新的组织来对其进行重建。这就需要选择一种移植物，在骨（胫骨和股骨）上钻孔以形成通道，并使用某种固定装置（如螺钉）将移植物固定在通道中。移植物分为两大类：自体移植（来自你自身的组织）和同种异体移植（来自供体的组织）。最常见的移植物来自腘绳肌、髌韧带和股四头肌肌腱。在大多数同行评审的研究中，自体移植组织显示出更好的愈合能力和更好的远期结果。但是，供体部位（从中取出组织的部位）的并发症也并不少见。供体部位的常见症状为僵硬和疼痛。

此外，如果你是接受重建的老年患者，那么许多可以成为供体目标的肌腱会随着年龄的增长而磨损（肌腱炎），因此移植物不一定是治疗的最佳选择。一般来说，随着有关该课题的研究越来越多，使用自体组织的推荐年龄越来越高，不超过 60 岁的患者使用自体组织的情况也越来越普遍。鉴于这些因素，你可以和你的外科医生谈谈，听听他们的想法。外科医生的偏好以及你的年龄、性别和治疗目标都将影响你的决定，因此，请与外科医生开诚布公地交谈，以了解哪种选择最适合你。

关节炎

软骨表面的任何损伤实际上都是关节炎（图 3.2）。有关髌骨软化症请参见第 59 页，这是对早期关节炎的一种称呼。骨头末端的软骨是独特的器官，它能够非常有效地吸收外力冲击，让我们参与各种活动。但是，一旦软骨受损或开始磨损，动作就会在关节上施加更大的力，从而导致骨头变形，膝关节的对位对线也会改变。随着时间的推移，这将导致关节炎的进程加速。

软骨主要有四层，表层最为强壮。一旦表层被破坏，剩下的深层便开始更快地磨损。因此，首先要确保表层不会破裂，或者如果已经出现软骨磨损，请调整你的活动水平，以使其余的软骨不会更快地磨损。

关节炎有多种表现特征。有时，你会听到膝关节内的爆破响声，这被称为"捻发音"，或者活动时可能会感到疼痛或肿胀。轻微的肿胀若引起关节僵硬的感觉，这表明存在一些潜在的关节炎。此外，膝关节前部肿胀的液体可能会溢向膝关节后部的两个肌腱之间，形成所谓的贝克囊肿（贝克囊肿很少

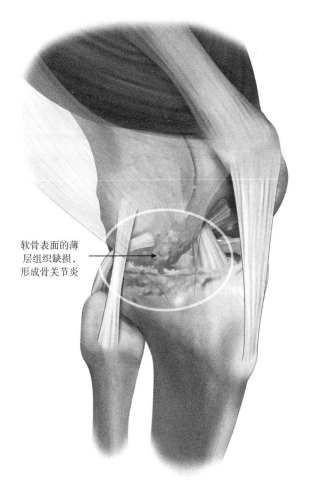

软骨表面的薄
层组织缺损，
形成骨关节炎

图 3.2　关节炎

需要手术治疗。在大多数情况下，医生会通过减缓肿胀来治疗膝关节前部的
问题，贝克囊肿通常会随着时间的推移而缩小）。

　　确定关节炎发展的诱因很重要。通常情况下，如果是由于过度运动，比
如深蹲、弓步，或者跳跃及其他高强度的活动，身体会给予你提示 —— 你做
得过头了，需要改变现有的运动习惯。如果你认为软骨表层可以恢复平整，
然后指望能回到原来的活动水平，这是不现实的。因为你已经破坏了最坚

固的表层软骨，继续这些活动将不可避免地导致进一步的磨损和更严重的问题。

　　无论你的关节炎是损伤还是遗传造成的，你都应该试着制订一个计划，以确保情况不会继续恶化。表层软骨可以通过调整活动和锻炼来修复，这样不会引起任何后遗症。这些措施包括增强股四头肌力量，使力能够得到更好的传导和吸收，避免任何重大冲击或跑步活动，半月板撕裂术后患者应尤其注意，因为软骨损伤并不可逆。软骨深层问题更难以解决，因为即使采用当今最先进的技术，我们也无法彻底治愈关节炎。

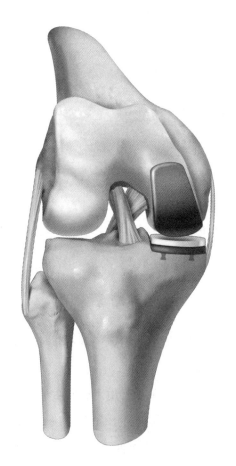

图 3.3　膝关节内侧单髁置换术

　　那么，如果你患有关节炎，该怎么办？鉴于骨关节炎是不可逆的，并且晚期关节炎还会导致剧烈的疼痛和无力，实际上只有两种基本治疗途径：①非手术，包括物理疗法和注射疗法（类固醇可减轻疼痛和炎症，透明质酸可增加润滑、减轻炎症并缓解疼痛）；②手术，通常需要进行膝关节部分或完全置换，具体措施取决于膝关节损伤的严重程度。

　　膝关节部分置换的目的在于，通过手术解决膝关节病损部分。置换部位可能是内侧胫股间室（图 3.3）、外侧胫股间室（图 3.4）或髌股间室（图 3.5）。关于进行膝关节置换的条件有许多限制：一般情况下，关节炎发生于单个间室内，不应广泛分布或遍布整个关节；患者不应有任何非

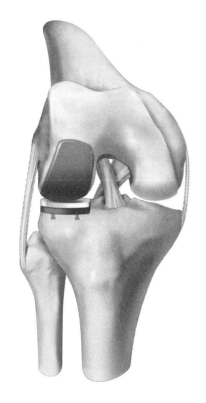
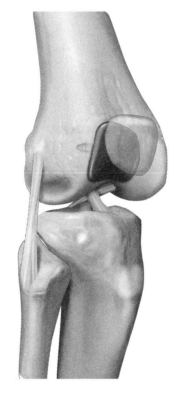

图 3.4　膝关节外侧单髁置换术　　　　　图 3.5　膝关节髌股间室置换术

炎症性关节炎；关节内层不应分泌会分解软骨的酶；没有明显的膝关节僵硬（膝关节活动范围无法达到正常标准）；没有严重的错位（X 形腿或 O 形腿）；韧带没有损坏。反之，如果没有满足这些适应证，则可能会导致膝关节部分置换失败。换句话说，出现广泛性关节炎或因其他因素而导致膝关节部分置换术失败这类问题的患者，其候选治疗方案便是全膝关节置换。

全膝关节置换术

全膝关节置换术（图 3.6）是一种用金属和塑料组合物替换原有膝关节的手术。事实上，医生仅对骨表面实施重建，并没有替换整个膝关节。在这个

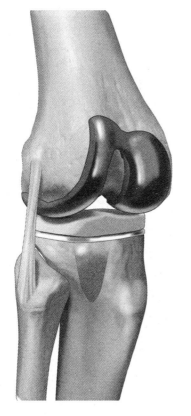

图 3.6　全膝关节置换术

手术中，磨损的软骨被移除，并由金属和塑料来代替。通过切除股骨和胫骨的软骨部分，关节的炎症部分也就被去除了，从而在根本上治愈了疼痛。然后，在对关节面进行大范围、复杂的切割和钻孔后，医生会将金属或塑料的置换部件固定在骨头上，再进行更大范围、更复杂的切割和钻孔。你的膝关节将焕然一新，以前的疼痛可以得到减轻或治愈，并且在大多数情况下膝关节的活动范围也将得到恢复。这是一个非常有效的手术，在某些情况下，它可使患者恢复日常活动和常规运动。

以下是全膝关节置换术的基本步骤：

- **骨骼磨除**。股骨和胫骨末端老化的软骨表面连同下面少量的骨都将被移除，以创造一个健康的骨表面，在此基础上再进行新假体的原位黏合。

- **放置金属植入物**。取出的软骨和骨头将用金属或塑料部件代替，以重建关节的表面（组件的制造材料取决于植入物的品牌。例如，全聚乙烯胫骨嵌件没有金属制品）。这些部件将被黏合或压合到骨骼中。

- **髌骨表面重建**。切开髌骨的下表面，用一个塑料扣重新覆盖。根据具体情况，有些外科医生选择不做髌骨表面重建术。

- **植入垫片**。在金属部件之间插入医用级塑料垫片，以创建光滑的滑动面。

多年来，全膝关节置换术和相关仪器已经历了无数次的改进。"机器人植入"是技术改变关节置换术执行方式的一个例子。以机械臂辅助技术为例，机械臂本身并不能执行手术，手术仍由骨外科医生主导，只是使用特定软件来预先设计手术计划。你的骨外科医生将引导机械臂切除病变的骨头和软骨。机器人手术的潜在优势是，替换部件的放置精度更高，因此，植入假体的耐用性可能会提高。

很多医用器械公司都在制造膝关节置换系统，如果你咨询 50 位外科医生，你可能会得到 50 个关于哪种公司最好的意见。你可能想要自己做关于公司和产品的研究，这样你就在术前能有一个基本的了解。话虽这么说，其实大多数产品的质量都差不多，更重要的是你的外科医生对产品的熟悉程度。

除了关于手术的常见问题和并发症（稍后将深入讨论），全膝关节置换术还有保质期。手术使用的金属和塑料部件不能永久有效地使用下去，因此，除非绝对必要，否则我们不建议对年轻患者施行此手术。虽然某些报道称，这些部件可持续使用 30 年或更久，但通常这些部件的预期使用时间为 15～20 年。尽管可以重做手术，但手术会变得更加复杂，而且即便效果不错也仍不如第一次。考虑到这些因素，我们试图最大限度地利用非手术治疗帮助年轻患者痊愈，并尽可能地推迟对他们施行置换术的时间。

需要注意的另一件事是感染风险。几乎所有外科手术都有感染的风险，择期性膝关节手术也不例外。通常，膝关节手术是一种清洁度要求极高或不能存在污染的手术，尤其是与诸如结肠等较脏或受污染的组织相比。然而，术中每做一个切口，就冒着让外界环境中的细菌成分进入膝关节内的风险，因此无论如何都会存在感染的风险。

如果将更多的非生物材料（金属和塑料）植入体内，这种感染风险则会升高。这是因为，细菌在非生物材料上的繁殖能力要比在我们的天然组织上强得多。全膝关节置换术是一种虽然在严格无菌环境中，但需要在体内植入大量非生物材料来置换原有组织的手术。因此，即使我们在无菌、抗生素和预防方面取得了极大的进步，感染的风险仍约为 1%。

虽然这意味着，100 人中有 99 人可能不会受到感染，但平均每 100 人中还是会有 1 人被感染。感染使二次手术（择期的全膝关节置换术）变成了一个漫长而复杂的过程，还多个额外步骤：去除所有植入物并将抗生素注入膝关节内（在本章"脓毒性关节炎"这一小节中有更详细的讨论），然后才能置入新的植入物。该过程通常需要至少 3 个月，并要求患者只能承受有限的重量或者在一段时间内不能负重。

这并不是要说服你做何种决定。生活中的每个决定都有风险和收益，这仍旧由你自己决定，尽量做出对自己有价值的选择。99% 的人最终没有受到感染，这说明大多数人对他们的决定是满意的。若想成为一个知情的消费者，就应该了解手术的风险和收益。

一定要和你的手术团队讨论风险和收益。这一步通常会在填写知情同意文件时进行，我们将在第四章为大家更详细地介绍。

概述：关节炎

发病率：很常见，60 岁以上女性中有 13%、60 岁以上男性中有 10% 患有典型的膝关节炎。

常见原因：骨关节炎由遗传因素或损伤引起，如取出撕裂的半月板后发展为创伤后骨关节炎。受伤后约有 15% 患者会患上骨关节炎，这种情况通常发生在年轻患者中。这类骨关节炎可能是由最初的损伤引起的软骨破裂或裂缝，也可能是在半月板被切除后发展形成。

典型患者：60 岁左右，且在他们早年阶段患有某种类型的膝关节损伤（如前交叉韧带或半月板撕裂）。

该怎么办：关节炎并不是很紧急，你应该在骨科医生的诊所里问诊，并不必去急诊室，因为急诊室很可能无法给你提供任何有效的治疗。在临床中，医生可以评估骨关节炎的严重程度，并根据你的膝关节状态以确定最佳治疗方案。

损伤严重程度：关节炎的程度取决于软骨病变（髌骨软化症）的深度。轻度、浅表软骨病变，软化但没有真正流失的软骨损伤被认为是 1 级髌骨软化症。2 级髌骨软化症是病变或流失大约到软骨厚度一半的程度。3 级髌骨软化症是已接近骨的全层软骨病变。4 级髌骨软化症是病变侵及全骨。

治疗选择：治疗方式的选择取决于患者的损伤类型、症状以及软骨病变的深度。对于轻度的、部分病变的软骨损伤可以进行修整，这被称为软骨成形术。对于全层软骨病变，需要进行完整的检查来确定病因以及下一步是否需要做相关手术。对于终末期骨关节炎的患者，选择大多是暂时性的，如常规治疗、减重和注射；或决定性的，如膝关节完全或部分置换手术。但是，膝关节置换不能永久生效（有效期通常为15～20 年）。

预期疗效：预期结果取决于计划恢复的总体活动水平以及所实施的治疗。如果能做到避免高强度的活动，同时采取其他措施来减轻膝关节的负担，如减重和肌肉强化，那么通常患者可以恢复得很好，至少在一段时间内可以达到治疗目的。软骨成形术（参见第 76 页）通常能在短期内缓解症状，但不是长期的解决方案。膝关节置换术（人工整形术）可让你恢复大多数低冲击性的活动，如打高尔夫球、散步、慢跑、打网球和日常活动。术后不建议患者再参与高强度的运动，如团队对抗性运动、举重和跳跃。然而，这些活动通常在老年患者中需求不大。但这些限制对年轻患者是很重要的：尽管全膝关节置换术是一个颇有成效的手术，但我们并不建议在年轻患者身上实施，因为假体有更快磨损的风险，并且第二次膝关节置换术的功能恢复通常不如第一次手术。

恢复活动时间表：这在很大程度上取决于所选的治疗方法。对于那些选择佩戴护具、减重和膝关节注射等更保守方法的患者，通常可以在疼痛程度可忍受的范围内活动，所以限制非常少。注射当天，根据你所接受注射的制剂类型（参见 266 页），通常允许维持正常的活动水平（也可以稍微降低），来确认注射的有效性。多数注射方案需要几天到几周的时间才能完全生效，但患者无须住院，也无须停止活动或负重受限。而在全膝关节置换术后，你通常需要在医院待上两天，但手术当天就可以站起来走动。从那时起，除非你还有其他方面需要护理，否则大部分的活动都是被允许的。有些人需要花几天到几周的时间才能真正感到舒适和放松，也有些人在几天之内就能到处行走。

肌肉拉伤

肌肉由肌肉纤维和位于肌肉末端的肌腱组成，从而能够牵动骨骼并发挥其力量。当你的活动范围超出肌肉纤维的强度时，纤维就会撕裂，即我们常说的肌肉拉伤。

肌肉拉伤有多种类型。轻微的拉伤和肌肉劳损，基本上只会感到一些疼痛，该类型称为 1 级拉伤。2 级拉伤是指肌肉有明显撕痛感，但并未完全撕裂，患者行动不便。3 级拉伤是指肌肉或肌腱完全断裂。

绝大多数肌肉劳损是 1 级拉伤。该类型常见于健身房里锻炼强度过大，之后肌肉酸痛好几天的人群。应对方案通常是用冰敷来减缓出血，同时也要做伸展运动，进行轻微的按压，避免最初引起疼痛的活动，直到疼痛消失。如果你正在参加某项运动并且不能停止，确保在运动后对肌肉进行冰敷，以减少肿胀和出血，然后在运动前对该区域进行热敷，以使损伤区域恢复血液供应。大多数 1 级肌肉拉伤都可以根据其症状进行治疗，并且通常只需要休息几天，避免运动。

而 2 级肌肉拉伤更为严重，它涉及肌肉的部分撕裂。最常见的 2 级肌肉拉伤发生在腘绳肌肌群，这些肌肉对跑步和抬腿很重要，因此受伤后需要冰敷、休息和伸展，直到肌肉舒缓下来。恢复过程需要 3~4 周。

3 级肌肉拉伤非常严重。肌肉完全从骨头上被撕脱并回缩，此时可能需要进行手术治疗。常见 3 级拉伤多见于腘绳肌自骨盆端肌腱断裂，这时通常伴有大量出血，大腿可能会完全充满血液，严重的话还会导致患者无法行走。腘绳肌自骨盆端肌腱断裂的话，患者通常在爬楼梯或爬坡时感到困难，因为腘绳肌在这个动作上起到重要作用。若患者有此程度的肌肉断裂，则可能需要拄几天拐杖，以避免跛行。膝关节周围其他可能发生肌肉撕裂的部位还包括腘绳肌自胫骨端撕裂。虽然这种情况不太常见，但也往往发生在高水平的运动员身上，全美橄榄球联盟几乎在每个赛季都会有运动员发生这种撕裂伤。一旦发生，通常需要先让撕裂的肌肉松弛下来，然后再缓慢恢复活动水平。极少需要通过手术来将腘绳肌的一小块重新连接到胫骨上。

治疗肌肉拉伤和撕裂的新方法包括注射生物制剂。其中包括注射富含血小板血浆，以及不含显量血小板或白细胞的血浆本身。但是关于这些注射的有效性，目前还没有足够可靠的科学数据。有人认为注入血浆（请参见第 270 页）可能会使运动员早日重返赛场，未来还需要更多的研究以佐证。

对于确实需要治疗 3 级拉伤或肌肉从骨骼处断裂的患者，常用的方法是使用缝合锚钉对患处进行修复，然后患者需拄拐长达 6 周以促使愈合。如果修复效果稳定，恢复早期也可适当部分承重。保持耐心，肌肉完全愈合并充分附着在骨骼上以承受任何压力的过程需要至少 6 周。患者应先坚持拄拐 6 周，在返回更高水平的活动之前最好还要进行 3～4 个月的强化锻炼。

概述：肌肉拉伤

发病率：非常常见，且与运动类型和活动的方式有关。报告显示，参加各种竞技运动的运动员中有 8%～25% 会出现腘绳肌拉伤。此外，拉伤常见部位还包括股四头肌、腓肠肌、比目鱼肌以及其他小腿肌肉。

常见原因：突然停止动作，从静止状态全速跑，离心收缩运动（收缩肌与伸展肌发生冲突），或者关节突然受力。

典型患者：一名 18 岁的男性足球运动员。

该怎么办：大多数情况下，你可以采用"等待并观察"的策略。如果没有较大的弹响声或其他相关症状，可以通过休息、镇痛药（对乙酰氨基酚）和冰敷 / 热敷结合来治疗肌肉劳损。但是，如果疼痛和无力持续超过 6 周，就应尽快与你的初级保健医生预约。

损伤严重程度：肌肉拉伤根据肌肉纤维的损伤程度进行分级。1 级拉伤是酸痛，但没有明显的肌肉撕裂；2 级拉伤是部分肌肉撕裂；而 3 级拉伤是肌肉的完全断裂。

治疗选择：大多数肌肉拉伤可以用 RICE 法（请参见第 25 页）和物理疗法来治疗。当肌肉完全从骨头上撕脱时，可能需要手术来重新连接。

预期疗效：随着时间的推移，大多数患者可以恢复较高水平的活动。如果肌肉内形成许多瘢痕组织，则患者发生重复性肌肉拉伤的风险将会增加。

恢复活动时间表：1 级肌肉拉伤通常需要 2～14 天的活动调整；2 级肌肉拉伤可能需要长达 6 周的时间；而完整的 3 级肌肉拉伤可能需要 2～3 个月的休息和物理治疗。

髂胫束摩擦综合征

髂胫束是一条厚厚的筋膜束，沿着大腿外侧延续到膝关节。它附着在髋部，然后向下延续到胫骨上的一个小突起——胫骨前肌结节（惹迪氏结节）。它同时也附着在髌骨外侧上。髂胫束对于稳定膝关节的外侧非常重要（图 3.7）。

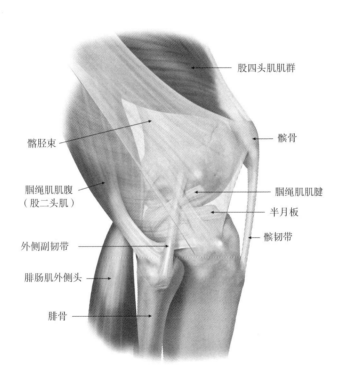

图 3.7 膝关节的解剖结构（外侧观）

一些定期参加重复性活动（如骑行、徒步或长跑）的运动员，他们的髂胫束会与膝关节外侧的股骨外上髁发生摩擦。随着时间的推移，这可能会引起严重的刺激，并使髂胫束在外上髁处变厚。这种情况通常是通过按压外上髁和膝关节前后屈曲时的疼痛程度来诊断。患有髂胫束摩擦综合征的运动员，通常从跑步距离达到 2 英里时开始产生症状。此时髂胫束开始受到进一步的刺激，从而使组织变得非常酸痛。

　　治疗基本上都是进行髂胫束拉伸训练（请参见下文"如何拉伸髂胫束"），并结合低强度的下肢强化训练。几乎所有髂胫束摩擦综合征病例都可以通过非手术方式治疗。也就是说，对于可能长期存在髂胫束摩擦综合征或髂胫束变得很厚且随着时间推移不会变薄的患者，如果非手术治疗方案无效，再建议进行手术以切除髂胫束的菱形部分。通常，该手术成功率约为 75%。

如何拉伸髂胫束

① 侧卧，受影响的一侧膝盖在上方。

② 弯曲你的膝盖并抓住脚踝。你应该感觉到股四头肌的紧绷。

③ 再向后拉伸一点，然后把下方的脚放在上方膝关节。

④ 轻轻地将膝盖上的脚向下压向地板，以拉伸上方大腿的外侧。

⑤ 在髂胫束横跨膝盖的地方，你应该感觉到膝盖一侧有伸展感。

⑥ 保持伸展 15～20 秒，然后放松。重复 3～5 次。

概述：髂胫束摩擦综合征

发病率：多达 25% 的运动爱好者患有髂胫束摩擦综合征，这在跑步和自行车爱好者中尤为常见。

常见原因：O 形腿的人长时间跑步。

典型患者：一名 35 岁的长跑运动员。

该怎么办：这是一个需要等待并观察的情况。可以用 RICE（参见第 25 页）应对，并进行一些活动调整，持续 6 周。如果这些方法无法改善症状，则可以安排与医生预约。

损伤严重程度：严重程度取决于外上髁和膝关节外侧的肿胀程度，

以及受刺激影响的髂胫束的厚度。如果你的髂胫束摩擦综合征是新发作且没有明显的侧面肿胀，通常在 2～6 周便能恢复活动水平。如果你长期患有髂胫束摩擦综合征，MRI 显示髂胫束增厚 5 毫米或更多，那你可能需要手术。

治疗选择： 患有髂胫束摩擦综合征的绝大多数患者都可以通过保守治疗和拉伸来促进恢复。手术治疗通常适用于髂胫束在外上髁处增厚的顽固型病例。

预期疗效： 大多数患者可以通过适当的拉伸和康复计划恢复全部活动。但是，该病症复发（症状在治疗后又重新出现）很常见。

恢复活动时间表： 轻度患者通常在拉伸和康复计划后 2～6 周即可恢复活动水平。如果必须手术，则通常需要 4～6 个月的物理治疗才能恢复活动水平。

膝前痛

膝前痛是许多引起膝关节前部疼痛的不同问题的统称。其中包括关节炎、髌骨无法通过股骨滑车在正确的位置滑动，或因过度使用而引发的滑囊炎。如果你被诊断患有膝前痛，那么了解根本原因很重要。因为针对不同原因，治疗方法可能完全不同。常见的情况是髌股疼痛综合征。这是一个广义术语，用于描述膝关节前部以及髌骨或髌骨周围的疼痛。它在运动员中很常见，但也可能发生在不擅长运动的人身上。

膝关节内某些轻度或晚期关节炎也会导致膝前痛，这又叫作髌骨软化症，实际上它是一种关节炎。髌骨软化症可通过活动调整、类固醇或透明质酸注射、使用支具和绷带或股四头肌强化计划来治疗。一个合理的锻炼计划是解决髌骨关节炎问题的首选。然而，如果关节中有明显的软骨块卡住感，并因此导致行动不便，那么在尝试锻炼计划之前，建议先做关节镜检查并对这些软骨块进行处理（参见第 135 页）。

膝前痛的其他原因可能是膝关节周围的肌腱被过度使用。髌韧带附着在髌骨上，过度使用会导致髌骨韧带炎或髌骨内膜病。另外，附着在胫骨结节上的组织也可能受刺激发炎，特别是对于正在发育中的青少年。因为他们的骨骺线（生长板）仍然是开放的，这些组织可能会牵拉骨增长部分（又称为隆起），这将导致隆起被撕裂和膝前痛，这种情况被称为胫骨粗隆骨软骨病。滑囊炎或者单一肌腱或多条韧带交错的滑行空间受到刺激，也常发生于膝关节。黏液囊（法氏囊）是一个充满润滑液体的囊，位于组织之间，有减少摩擦和刺激的作用。膝关节周围有多处黏液囊，如果腘绳肌特别僵硬，所有这些有黏液囊的部位都会被刺激。迅速发育、患有胫骨粗隆骨软骨病或膝关节有问题的人，腘绳肌肌腱可能特别紧绷，这些问题会导致腘绳肌附着组织因试图保护膝关节免于完全伸直而出现反射性痉挛。

概述：膝前痛

发病率： 12%～25% 的美国人经历过膝前痛。年轻女性是最常见的患者群体。

常见原因： 生长发育过程中组织突增，运动中膝关节过度使用导致肌腱附着处拉伤和软骨表面损伤，以及直接创伤。

典型患者： 一名每周打 14～20 小时排球的 15 岁女孩，或者一名 35 岁的女性马拉松运动员。

该怎么办： 这是一个可以等待并观察的情况。RICE 法和休息可作为主要的治疗方式，通常休息后疼痛会好转。然而，遵循 6 周规则后

（请参见第 31 页）情况如果没有改善，则需要预约医生。

损伤严重程度： 取决于损伤原因。对于患有膝前痛而无关节炎的患者，物理治疗通常是改善或解决症状最有效的方法。对于因软骨问题导致膝前痛的患者，可能需要进行关节镜检查（请参见第 135 页）或进一步的手术治疗。

治疗选择： 到目前为止，绝大多数膝前痛患者的治疗选择都是物理治疗。这包括加强股四头肌、骨盆的锻炼，并确保腘绳肌不紧绷。在膝关节舒缓下来之前，低冲击性的运动通常比高冲击性的运动更合适。

预期疗效： 大多数膝前痛患者可通过改变活动方式或物理疗法（或两者兼用）来治疗疼痛。

恢复活动时间表： 大多数针对膝前痛的治疗是非手术性的。因此，你可能需要首先改变导致疼痛的活动方式，并执行强化训练以恢复全部活动水平。即使是采用物理疗法来改善，也可能需要长达 6 周的时间才能恢复活动。

髌韧带末端病或跳跃膝

髌骨在运动时吸收了膝关节承受的大部分力量，尤其是当下蹲、跳跃后着地或猛扑时。由此，髌骨上的减震软骨是人体中最厚的软骨。然而，不单是髌骨在下蹲和弓步运动中感受到压力，支撑髌骨的相关肌腱，即髌骨上方的股四头肌肌腱和髌骨下方的髌韧带，也会承受很大的压力（图 3.8）。

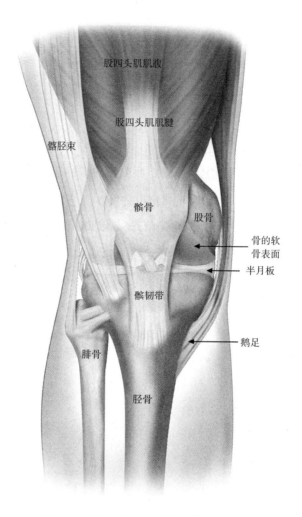

股四头肌肌腹

股四头肌肌腱

髂胫束

髌骨

股骨

骨的软骨表面

半月板

髌韧带

鹅足

腓骨

胫骨

图 3.8　膝关节的解剖结构（前面观）

　　髌韧带连接髌骨和胫骨的前部（胫骨结节）。跳跃和奔跑 —— 特别是在篮球或排球等运动中，经常会导致髌骨上的髌韧带超负荷工作。最常见的疾病是髌骨韧带炎（肌腱周围的炎症）。如果这种超负荷问题被及时发现，并且通过调整活动方式、使用支具、康复锻炼来治疗，髌骨韧带炎通常可以恢复且没有任何后遗症。

　　然而，如果你继续放任髌韧带超负荷工作，它就会破裂到不能愈合的地步——肌腱往往会失去再生能力，随着时间的推移，髌韧带可能与髌骨完全脱离，最终导致髌韧带末端病（附着部位的肌腱断裂）。

几乎所有情况下，髌韧带末端病都是由过度使用引起的。也就是说，在特定活动中，你的身体所做的活动远远超过其承受能力。要注意的是，治疗肌腱或进行手术并不意味着你可以继续超负荷使用它。通常，你必须调整自己的活动水平和运动参与程度，以确保身体不会再次超负荷运转。如果超负荷是新近发生的，则治疗会更有效，因为肌腱的解剖结构此时还可以恢复到正常。但是，如果超负荷已经持续了几个月或几年，那么肌腱的结构已经损坏到难以治疗的程度。

髌韧带末端病的主要治疗方法是物理治疗和活动调节。为了确保肌腱愈合，应尽可能避免深蹲或弓步。加强股四头肌力量的康复练习，以及增强平衡和敏捷性的练习也非常有效。使用髌骨带可以帮助将力从附着在髌骨上的髌韧带处分散开来，通常也较为有效，这是针对已经有症状但需要继续从事体育活动的运动员的一种辅助形式。

服用消炎药，如布洛芬或萘普生，虽可以帮助减轻一些症状，但它们不能解决根本问题。因此，我们经常建议患者低剂量地使用这些药物，以帮助他们继续参加运动。同时，要确保患者不会过量使用这些药物，也不会产生副作用，如胃出血或溃疡。

过去，医学界认为在退行的肌腱部位注射类固醇也会帮助肌腱痊愈。事实上，这往往会阻碍肌腱的愈合，虽然症状可以在几周内得到改善，但它将导致进一步的破坏和长期的严重问题。美国骨科医师学会目前建议，不要使用类固醇注射来治疗髌韧带末端病。

最近的热门话题是，注射富含血小板血浆来治疗髌韧带疾病是否合适。富含血小板血浆中通常会含有额外的白细胞，可能会促进愈合过程。目前使富含血小板血浆注射最有效的方法是，使用超声来确保含有白细胞的富含血小板血浆被注射到正确的位置，同时患者还要积极采取物理治疗手段。问题是，仍然没有明确证据以显示其是否有效，而且该治疗方式也不在保险公司的纳保范围内。因此，该治疗方式的费用可能非常昂贵，每次注射的费用通常高达 2000 美元。我们的建议是，先进行 MRI 检查，看看髌韧带断裂的程度。如果髌韧带断裂范围较大，那么血浆注射可能效果不佳。如果髌韧带仅仅是因炎症而肿胀，肌腱并没有脱离髌骨的话，此时血浆注射应该是有效的。然而，它是否真的有效这一点在未来还有待证明。

需要手术的患者通常有明显的髌韧带部分脱离的情况，在该部位没有显著疼痛的情况下也无法进行弓步下蹲等日常活动。我们发现，切除损坏的部分肌腱并重新连接余下肌腱，甚至用患者自己的腘绳肌肌腱移植物重建髌韧带，这些手术方式通常对治疗这类更严重的髌韧带末端病有益。然而，恢复期可能会很长：患者必须拄拐 6 周，随后开始为期数月的康复计划。这种类型的手术治疗应该是针对那些活动调整失败或不能恢复正常活动水平的人。

概述：髌韧带末端病

发病率：在跳跃类运动中非常普遍。一些报告显示，高达 25% 的排球运动员和 30% 的篮球运动员患有此病症。

常见原因：经常参与有弓步或跳跃动作的活动，如篮球、花样滑冰和排球。

典型患者：经常做跳跃动作的大学篮球运动员。

该怎么做：这可能是一个慢性问题，如果症状一开始持续超过 4～6 周，就应该去预约你的初级保健医生进行检查，以确定受伤的程度。如果有必要，你可以寻求更合适的治疗方案提供者，比如运动医学专家、理疗师或骨科医生。

损伤严重程度：损伤的严重程度主要是基于临床检查和 MRI 检查：轻度症状表现为髌韧带附着部位肿胀但肌腱没有明显退化；中度症状表现

为一小部分髌韧带分离外加明显肿胀；重度症状表现为髌韧带与髌骨下缘完全脱离。

治疗选择：首先，建议避免引起刺激的活动，至少持续到症状减轻为止。使用髌骨带也可以减轻髌韧带的压力，使膝关节得到舒缓。虽然不鼓励使用类固醇注射，但白细胞计数高的富含血小板血浆注射可能有助于迅速启动愈合过程，尽管开始时可能会很痛苦。对于髌韧带部分脱落的病例，通常可选择手术治疗。

预期疗效：大多数髌韧带末端病患者在接受治疗后可以完全恢复活动水平。对于大多数不得不恢复到伤前同等运动水平的运动员来说，预后可能会更加保守，因为它一开始就是一种过度使用造成的损伤。这种病症复发很常见。

恢复活动时间表：对于不接受手术治疗的患者，建议限制活动 1～3 周，让受伤部位得到缓解，然后慢慢恢复活动水平。手术治疗后的患者在 6 周内只能依靠拐杖来承受最小限度的身体重量或完全不负重，并且需要 5～7 个月的时间才能康复。

半月板撕裂

半月板撕裂是世界上最常见的外科创伤之一。半月板是一个 C 形的缓冲垫，位于膝关节的内部（内侧）和外部（外侧），具体可参见图 3.9 和图 3.10。半月板是膝关节必不可少的减震器。撕裂的半月板通常需要通过手术切除来进行治疗，但失去半月板通常会导致骨关节炎的发展。学界认为，全膝关节置换术急剧增多的主要原因之一，便是越来越多的人接受了半月板切除手术。

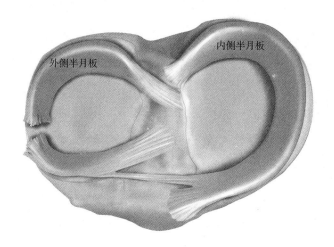

图 3.9   半月板撕裂（横断面）

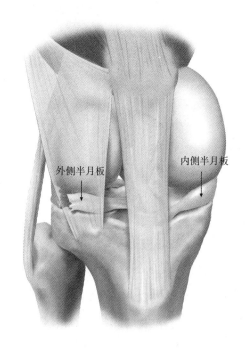

图 3.10   半月板撕裂（前面观）

所以，与半月板修复相比，修剪半月板是一个更需谨慎考虑的决定，尤其是在患者较年轻的情况下。此外，新的证据表明，半月板缺损会导致膝关节不稳定（一种"不听使唤"的感觉），从而加剧炎症症状。

半月板成形术（修剪）

半月板撕裂伤有多种类型。其中许多是退化性撕裂，会在关节交锁、蹲下、关节扭转、转身或轴转时引起疼痛。在这些类型的撕裂中，如果撕裂部位位于膝关节中央附近，则可能没有足够的半月板组织来实现修复。那么在这种情况下，应该对半月板进行修剪处理，或者去除半月板撕裂的部分。大多数半月板撕裂后实施修剪并去除的原因是，半月板本身没有足够的血液供应，尤其是在半月板的内部。因此，如果不慎发生半月板撕裂，你在康复锻炼时必须十分谨慎。

无论修剪后半月板体积剩下多少，半月板的存在都会对降低关节炎的发生率起到关键作用。因此，如果条件允许的话，应使用碟形手术修剪不可修复的半月板。在该技术中，半月板边缘在必要时会被修整，余下的半月板一般会被保留，可能不会再进一步撕裂，仍然可以起到缓冲的作用。

另外一种特殊类型的半月板撕裂是半月板根部撕裂：半月板从骨头上脱落并漂浮在膝关节内。这相当于没有了半月板，因此修复这种类型的撕裂更是刻不容缓。

半月板修复

如果你的半月板撕裂情况可被修复，而且你很年轻或者只有轻度关节炎，那么我们建议最好选择半月板修复方案。研究尚未明确半月板修复的年龄上限，这可能是因为半月板修复更取决于软骨的状态和潜在的关节炎情况，而不单是个人年龄。如果你仍然处于运动活跃状态并且愿意接受修复，然后通过康复锻炼来恢复，则应该认真考虑一下这个方案。

半月板修复有不同的操作类型。最常见的是全内缝合技术：外科医生不需要另做切口就可以缝合半月板。这是最常用的技术，一是因为许多医生并没有助手来帮助他们做更复杂的修复；二是在于这种方法比取出半月板更容易令人接受。缺点是，外科医生不能像其他技术那样进行严密的缝合，而且全内半月板植入装置需要在半月板上留下相对较大的孔，这导致半月板过后可能在这些插入孔处撕裂。

由内而外的缝合技术是将半月板从关节的内部缝合到关节的外部，并通过关节内侧或外侧的切口来接针。这项技术被认为是黄金标准，因为它可以进行更严密的缝合，用来治疗复杂的撕裂伤情，同时也有更高的成功率。它的缺点是，需要做皮肤切口（这是一个很小的代价，但能够挽救一个人的半月板），而且外科医生必须有技术娴熟的助手以辅助缝合。

另一种不太常用的技术是在膝关节前面开一个小切口，然后从膝关节外面缝合到膝关节里面。这种技术被称为由外向内的缝合技术。该技术有点挑战性，而且许多外科医生并不使用这种技术。尽管如此，它对于半月板前部的撕裂仍是有效的，因为在这里不能使用由内而外缝合或全内缝合技术。在国际更广泛的临床实践中，这种技术被广泛使用，因为它比半月板全内修复技术或由内而外缝合技术更经济。

单独的半月板修复，在不实施前交叉韧带重建术的情况下，通常要求患者在长达6周的时间内不负重，并在几个月内要避免对膝关节施加任何明显的压力，如下蹲、举重物或盘腿坐。这些是为了在半月板缝合后给它更好的愈合时机。当你需要同时重建前交叉韧带时，重建通道的钻孔会释放体内的愈合生长因子和干细胞，通常术后你可以马上开始负重。但如果是复杂的半月板撕裂，如半月板根部修复或半月板放射状修复，就要另当别论。在这种情况下，半月板仍然很脆弱，患者需要在长达6周的时间内不负重。

概述：半月板撕裂

发病率：在美国，每 10 万人中就有 61 人（0.061%）出现该问题。而那些从事高水平运动的人则面临更大的风险。

常见原因：半月板撕裂通常是由扭转、旋转或轴转（转身）类活动引起的。也可能是由过度的屈曲运动引起，比如深蹲和举重。

典型患者：患有可修复性半月板撕裂的患者，一般在 10～20 岁时参加过体育活动。半月板根部撕裂的患者通常年纪为 50～60 岁，他们一般是在清洁地板或做园艺时发生半月板撕裂。

该怎么办：这些损伤在单独发生时，往往不算紧急。但是如果疼痛持续存在，膝关节无法伸直（交锁），或者出现其他相关的症状和体征（麻木、刺痛、不稳定，或者无法行走），你应该预约你的初级保健医生或者去急症室就诊。

损伤严重程度：半月板撕裂的严重程度通常根据其在 MRI 扫描上的表现来分级。在 MRI 扫描中，1 级和 2 级的实质性半月板撕裂仅发生在半月板内部，在关节镜检查中并不见于表面。通常这些类型的撕裂可以不用通过手术治疗。完全的半月板撕裂延伸到半月板表面，被称为 3 级撕裂。

治疗选择：半月板撕裂无移位或仅引起轻微疼痛的老年患者可采取物理治疗和"等待并观察"方式。如果是斗柄型半月板撕裂、半月板根部撕裂和半月板放射状撕裂，特别对于年轻患者，则通常需要尽早手术。一般情况下，如果半月板撕裂是可修复的，且患者年龄较小，建议通过修复手术以尽量保留半月板的功能。对于那些无法修复的撕裂，可以尝试物理疗法。但如果半月板交锁或卡锁，需进行关节镜检查，尽早取出半月板撕裂的部分。

预期疗效：采取半月板修复的患者可能需要更长的时间来恢复，但通常可以恢复至原先的活动水平，并有更好的远期效果。采取半月板切除的患者通常恢复更快，但随后会开始出现关节炎，随着时间的推移不得不减少活动量。所有这一切的结论是，虽然半月板取出容易，但你要为之后的健康问题付出更长的时间代价。如果可能的话，半月板修复要比半月板成形术收益更好。长远来看，保留半月板可以对你的膝关节功能产生巨大的良好影响。

恢复活动时间表：接受半月板切除术的患者通常需要拄拐 2～7 天，在这段时间结束后可以尝试驾驶，通常在 4～6 周恢复全部活动。患者进行半月板修复后，需要在长达 6 周的时间内不负重，通常需要在这6 周使用拐杖行走，然后当他们行动恢复时便可以不再使用拐杖。他们在术后 7～8 周可以尝试开始驾驶。半月板撕裂的患者（没有同时进行韧带重建）通常可以在术后 5～7 个月恢复正常活动。

内侧副韧带撕裂

内侧副韧带位于膝关节的内侧（靠近身体中心）。当你试图向内扭转时，它可以防止膝关节间隙张开。总体而言，内侧副韧带撕裂发生率是前交叉韧带撕裂的 2～3 倍（请参见第 41 页）。当膝关节过度外旋，或者当膝关节外侧受到冲击时（如在篮球或足球活动中被夹伤），便会发生内侧副韧带撕裂（图3.11）。

一般情况下遭受内侧副韧带撕裂时，无须手术即可治愈。但是，在两种情况下，它通常无法自愈。一种情况是，如果膝关节伸直时关节间隙向外张开（称为严重膝外翻畸形），这种情况不做手术的话，内侧副韧带治愈的机会

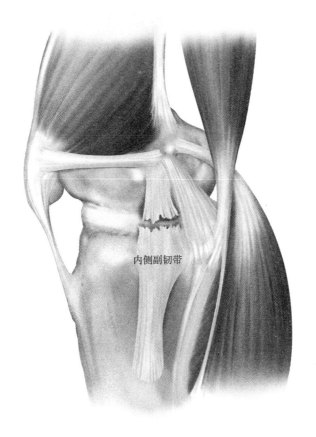

图 3.11 内侧副韧带撕裂

非常小。另一种情况是，当内侧副韧带在胫骨附着处撕裂时，它会朝膝关节内缩，我们称之为内侧副韧带半月板胫骨端撕裂。这些类型的撕裂通常也无法自行治愈，因为内侧副韧带会被缠在腘绳肌肌腱之内，几乎没有办法让它自行恢复到胫骨端。在这两种类型的损伤中，膝关节在外力作用下会非常不稳定，此时需要医生来对这种不稳定进行评估。临床检查或动力位 X 线片，再加上 MRI 扫描，都可以帮助判断患者是否有这些类型的内侧副韧带撕裂。大多数治疗复杂膝关节损伤的外科医生会选择动力位 X 线片检查，以客观地确认患者是否有完全的内侧副韧带撕裂。幸运的是，这些类型的内侧副韧带撕裂并不常见。

大多数的内侧副韧带撕裂是部分断裂或自股骨断开，当膝关节伸直时关节间隙不会张开。所以，大多数情况下的内侧副韧带撕裂不需要手术治疗。该韧带具有很强的自我修复能力。你可以选择物理治疗来帮助恢复，比如致力于恢复活动范围和股四头肌力量的项目，包括在固定式健身脚踏车上的锻炼，或者使用有铰链的膝关节支具以帮助更快地恢复。

当内侧副韧带撕裂涉及膝关节上的另一条韧带时，就可能需要进行手术。如不慎发生内侧副韧带部分撕裂或仅从股骨端撕裂、膝关节在伸展时没有摆动性间隙张开，以及与前交叉韧带撕裂同时发生的撕裂，患者可以先接受物理治疗，以尝试使内侧副韧带愈合，然后1～2个月后，再继续接受前交叉韧带重建。如果在经过该治疗程序后发现内侧副韧带尚未治愈，则应考虑将前交叉韧带和内侧副韧带一同进行重建。

当内侧副韧带撕裂与诸如后外侧角等其他复杂性膝盖损伤同时发生时，内侧副韧带应与其他韧带同时重建，以确保最佳恢复效果。这些类型的损伤应该在发生后尽早治疗，以确保膝关节能恢复到正常位置，而避免一些潜在的失稳和松动。

内侧副韧带撕裂的非手术治疗通常取决于内侧副韧带损伤的严重程度。有损伤但没有关节间隙张开的内侧副韧带撕裂，称为1级撕裂，通常在受伤后2周内愈合；内侧副韧带部分撕裂，为2级，只有轻微的间隙张开和疼痛，一般可以通过保守治疗痊愈，运动员可以在3～4周恢复参赛；完全的内侧副韧带撕裂（无须手术），被称为3级撕裂，运动员通常需要5～6周或者更长的时间才能完全回到比赛中。在这段时间里，患者应尽可能多地在固定式健身脚踏车上锻炼，以帮助愈合中的内侧副韧带纤维更好地对齐并在正确的位置上愈合。

概述：内侧副韧带撕裂

发病率：在美国，每年大约有 75 万例内侧副韧带撕裂。男性患病的概率是女性的 2 倍。

常见原因：使膝关节弯曲变形、外翻的扭转动作（外翻见图 1.4），或接触性损伤，如膝关节外侧受重击，造成外翻畸形。

典型患者：青少年足球运动员、滑雪运动员和其他从事高水平运动的人一般都有受伤风险。

该怎么办：如果内侧副韧带撕裂单独发生，这往往是良性的，通常不用担心症状。如果你受伤后，膝关节内侧有些疼痛且不稳定，就应立即约见你的医生。如果你感到麻木、刺痛、膝关节失稳或无法行走，则需要去急诊室。

损伤严重程度：内侧副韧带撕裂的严重程度分为 1～3 级，3 级为完全撕裂。值得注意的是，等级并不具备过多参考价值，撕裂的位置（是在韧带的中间，还是股骨或胫骨处）将作为治疗方案的主要参考。

治疗选择：主要有两种选择，即保守治疗和手术。保守治疗通常针对大部分的单发内侧副韧带撕裂、内侧副韧带中段撕裂和股骨段撕裂。合并其他损伤的撕裂、膝关节严重失稳（外翻畸形），或保守治疗失败则应进行手术。

预期疗效：大多数内侧副韧带撕裂可以通过长时间的制动来治愈，不会有过多功能损失。

恢复活动时间表：由于膝关节内侧的骨稳定性较好，供血也丰富，一些内侧副韧带撕裂可以不用通过手术而很好地愈合。患者通常可以在 6 周内恢复到正常活动水平，并参加高水平的竞赛。而那些接受手术的患者则需要更长的恢复时间：保持 6 周的无负重，随后逐渐增加活动量，在受伤后 9～12 个月左右将完全恢复活动水平。

　　如果是选择接受手术，它在原则上与本书中讨论的其他涉及使用移植物的韧带损伤相似（参见第 45 页）。但内侧副韧带损伤略有不同，因为可以使用缝合锚钉将韧带固定到胫骨上，而不需要建立通道（在骨头上钻孔）。通道通常被应用在股骨上。与前交叉韧带和后交叉韧带手术相比的另一个差别是，内侧副韧带撕裂更常用移植物来支持修复，而前交叉韧带和后交叉韧带撕裂几乎都是通过重建来痊愈。内侧副韧带手术使用的移植物包括腘绳肌肌腱（最常见）或胫骨前部同种异体移植物（胫骨前部肌肉的肌腱）。

软骨损伤

　　关节软骨是一个了不起的器官。它非常复杂，以至于没有一个科学家能够完全复制它的功能。骨头末端的软骨（想象一下鸡骨末端的软骨）对于膝关节的平滑运动、减震及参与正常活动非常重要。当它受损时，患者就不能参与冲击相关的活动，这就是所谓的关节炎（更多关于关节炎的信息，请参见第 46 页）。约翰·亨特（John Hunter）是英国 18 世纪著名的外科医生，他在 1743 年研究称，一旦软骨损伤，它就再也无法愈合。不幸的是，这个事实在今天仍旧不变，而膝关节手术的终极目的就是找到一种方法来真正修复软骨损伤，并使其恢复至损伤前的水平（图 3.12）。

　　早期软骨磨损称为髌骨软化症，它是关节炎的早期阶段。有时髌骨软化症会使软骨的某些层面向后翻转（分层），从而限制膝关节的功能。如果这仅发生在软骨的表面而不是一直向深层发展，采用关节镜检查术来切除受损的软骨便可以很好地改善膝关节功能。

　　然而，如果重新进行高强度的活动，或者活动中在关节的特定部位产生负荷，可能会使软骨再次磨损。鉴于针对关节炎没有有效治愈手段，患者应该调整活动方式以保证膝关节的长期良好运作，而不是不做任何改变任由关

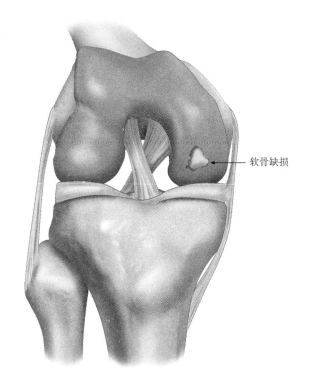

软骨缺损

图 3.12 软骨损伤

节炎不断地发展（请记住，在这些损伤状态下你可能会也可能不会感到疼痛，因为炎症在该疾病中起着巨大的作用。有时候，采用物理治疗可以帮助你通过加强肌肉来改善症状）。如果你继续做高冲击性的活动将会发生什么？随着时间的推移，软骨缺损会恶化，膝关节会有更多的症状，如活动时疼痛、肿胀和僵硬。全层软骨缺损就像高速公路上的坑洞：当汽车从路面上开过去时，它们会慢慢压坏洞的边缘，坑洞将变得越来越大。

外科治疗

坑洞越小便越容易治疗。随着软骨修复技术日趋成熟，通过手术治疗小的损伤比治疗大的损伤更有效，成功的概率也更大。此外，当病变涉及部位较少时，预期结果就会更好。

治疗软骨损伤的主要方法是软骨成形术。该手术需要医生用手术刀把撕裂的软骨边缘切平，在这种情况下，仅仅需要切除不平整的软骨边缘。因为如果更深的部分或软骨边缘全部被移除，软骨就永远无法恢复了。软骨成形术可以有效缓解症状，而且也是软骨损伤的主要治疗方式。

一种稍高级别的治疗软骨损伤的技术称为微骨折术。在微骨折术中，医生使用较小的钻头穿透支撑软骨的骨层。其背后的理论是，刺透使骨骼深处的干细胞（请参见第 274 页）形成凝块，并最终形成结实的纤维软骨层。患者需要挂拐至少 6 周，以避免凝块受压而脱落，这样骨小梁才能愈合。组织必须生长和发育成熟后才能吸收一些冲击力，所以大多数患者在接受微骨折手术后至少 6～9 个月里不能再进行任何冲击性或负重性活动。

另一种用于治疗局部软骨缺损的技术是从膝关节某一部位取一块骨头和软骨，然后移植到"缺槽"中。这被称为自体软骨移植手术。同样，这种技术在软骨缺损较少的情况下效果更好。优点是，手术简单易行，使用的是自身组织。然而，这种做法是拆东墙补西墙，被取出软骨的供体部分也可能会出现一些问题。此外，移植软骨周围的骨愈合需要一定时间，同时供体骨上还需时间来生长出一层纤维软骨样组织。因此，软骨自体移植需要几个月的时间才能恢复和愈合。

当你的软骨缺损大小超过 2 厘米时，微骨折术或自体移植手术起到作用的概率便大大下降。在这种情况下，医生可以从年轻捐赠者那里取一块骨和软骨，这被称为同种异体骨软骨移植。或者对患者的细胞进行活组织检查，让它们在实验室中生长，然后移植回原位，这被称为自体软骨细胞移植。这类过程更为复杂，并且需要更长的时间恢复。这两种方案通常至少需要一年的时间才能使患者恢复到原来的活动水平。

总而言之，软骨损伤的最佳对措就是不惜一切代价来避免损伤发生。

保护半月板和避免膝关节过度负重是确保软骨健康的最好方法。请记住，一旦软骨损伤，它自身将永远无法愈合，并且所有现行的治疗方案都无法使软骨恢复到正常状态。

概述：软骨损伤

发病率：因为很多病例并未被诊断出来，所以很难知道软骨损伤的确切数字。在美国，每年每 1000 人进行 0.15 次软骨修剪 / 修复手术，每年大约有 5 万次软骨修复 / 重置手术。

常见原因：软骨损伤是指骨头末端的软骨损坏。它可能由直接创伤或长期磨损引起，也可能由遗传因素或半月板的缺损引起。

典型患者：大多数患者是高中生，他们撕裂了前交叉韧带，并出现了严重的膝关节失稳，从而导致软骨在骨末端撕脱。

该怎么办：MRI 可以说始终是软骨损伤诊断过程中不可或缺的一部分。普通的 X 线片也可以显示这种类型的损伤，但远不如 MRI 准确。

损伤严重程度：根据软骨缺损的深度对损伤的严重程度进行分级。该损伤通常被称为髌骨软化症。1 级髌骨软化症是软骨表面损伤；2 级髌骨软化症是损伤到软骨厚度的一半；3 级髌骨软化症是损害几乎达到软骨全层但未突破；而 4 级髌骨软化症是软骨完全穿孔，磨损到达骨质。

治疗选择：软骨损伤的对措选择包括物理治疗、使用支具、注射或手术。手术包括修剪不稳定的软骨碎片或进行软骨表面置换术。

预期疗效：不幸的是，关节炎无法治愈。因此，治疗软骨损伤的最好方法就是找出病因，并避免它们继续发展。软骨表面置换术最好是通过供体移植，但手术的主要目的是让你恢复到没有疼痛和肿胀的状态。如果移植后继续从事高水平运动，依然会有软骨磨损的风险。

> **恢复活动时间表：**关节镜下软骨成形术要求患者拄拐 2～7 天，通常在 6～8 周就能完全恢复活动水平。微骨折术要求患者在没有负重的情况下拄拐 6～8 周，可能需要 7～9 个月才能恢复活动水平。膝关节自体软骨转移手术的患者需要 6 周的轻度负重或无负重，并且需要 4～6 个月的康复期。同种异体骨软骨移植手术需要患者不负重长达 8 周，部分负重 1 个月，在完全愈合之前，患者应避免任何冲击性活动。整个愈合过程可能需要一年的时间。患者通常在手术后 9～10 周左右就可以尝试驾驶。

髌骨骨折

如前所述，髌骨在人体关节中承受的力最大。直接撞击可能导致髌骨骨折（图 3.13），比如膝关节屈曲时摔倒、机动车事故，或者从高处摔下来时膝关节着地，以及股四头肌突然剧烈收缩等。如果你的髌骨骨折只有轻微移位且关节稳定（能够做直腿抬高），同时软骨表面仍保持相对良好的位置，通常可以不用通过手术就能治愈。有时这种损伤可能只需打石膏来处理，特别对于年轻患者而言。使用一段时间的固定器也能够让骨折愈合。一般情况下，患者需要拄拐长达 6 周，因为大多数骨折需要 6 周才能愈合。

对于有移位的骨折，或者髌骨完全裂开，又或骨折两端之间有间隙的损伤，则需要手术治疗。因为此时膝关节承受的力增大，软骨表面需要尽早修复。一旦你的髌骨发生骨折，创伤性关节炎很可能随之而来，所以你必须十分小心，不要让髌骨承受过大的力。通常情况下，髌骨横向骨折（垂直于身体的纵线）更需要通过手术来重新对齐，因为髌骨的上部和下部分别被股四头肌肌腱和髌韧带拉向相反的方向。

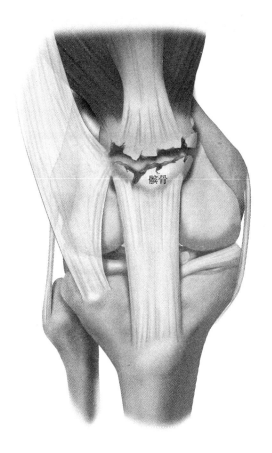

图 3.13　髌骨骨折

修复髌骨骨折的常用手术技术是在膝关节前部做切口，以清除髌骨断裂的末端，并尽可能地将碎片缝合在一起。在某些髌骨骨折中，这几乎就像组装拼图游戏一样。然后，外科医生在髌骨骨折处放置钢钉以固定，并在手术中通过关节镜或 X 线片检查来判断软骨表面是否应该重建。髌骨骨折手术的目标是确保软骨表面尽可能得到修复，所以髌骨表面可能得不到完美的复原。大多数情况下，医生要将螺钉放置在髌骨上，然后使用张力带技术，将钢丝穿过螺钉以使髌骨固定到一起。

概述：髌骨骨折

发病率：每1000人中有0.131人患病，在美国每年约有45 000例。

常见原因：被物体击中或摔跤时直接撞击髌骨。

典型患者：一名55岁的女性在一块冰上滑倒，不幸以膝关节着地。

该怎么办：及时就医。如果跌倒时撞到髌骨，但仍然能够伸直腿并走路，主要问题只是疼痛的话，请预约初级保健医生就诊。但如果你的膝关节不能伸直或无法行走，则需要立即去急诊科就诊。

损伤严重程度：损伤的严重程度取决于髌骨的稳定性和骨折移位的程度。对于没有移位的骨折情况，关节面仍然相对光滑，可以采取非手术治疗和有限的负重试验。对于有移位的骨折情况，通常需要进行切开复位内固定术。

治疗选择：针对非移位性骨折应选择休息和限制负重，针对移位性髌骨骨折则需采取手术治疗。

预期疗效：预期结果取决于软骨损伤的程度。对于骨折没有移位且没有软骨损伤的患者，大多数人都可以期待完全恢复活动水平。伴有软骨损伤的移位性骨折患者将来可能难以进行弓步和下蹲。

恢复活动时间表：接受手术的患者在6周内不能负重。他们通常可以在术后7~8周恢复驾驶。骨折的完全愈合通常需要3个月，5~7个月后才能恢复关节力量。

总之，当发生移位性髌骨骨折时，外科医生应努力尽可能地复原软骨表面。之后的康复过程几乎都包括非负重性活动和6周的拄拐，但如果你的软骨表面恢复良好，你便可以尝试在恢复早期膝关节锻炼活动，以减少之后僵硬的可能。

胫骨平台骨折

支撑股骨的胫骨部分被称为胫骨平台。胫骨平台中部是前后交叉韧带附着的位置。胫骨平台有两面：胫骨内侧平台（在胫骨的内侧）较大、较平，有一点凹陷。胫骨外侧平台（在胫骨的外侧）略凸且较小。两者一起均匀地分配来自股骨的力。

胫骨平台骨折可能非常严重，因为它们涉及软骨表面的损坏（图 3.14）。这些骨折碎片有各种形状和大小。粉碎性骨折中，骨折块细小而凌乱，可能很难将其重新拼在一起，并且会迅速发展为关节炎。医生将评估骨折的移位情况（胫骨顶部的一部分通常因关节表面偏移而出现凹陷，从而导致软骨侵

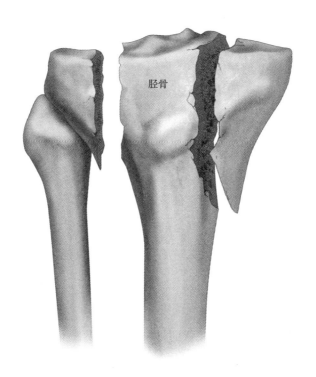

图 3.14 胫骨平台骨折

蚀问题）以及骨折的范围，以确定患者是需要手术治疗，还是可以通过非手术治疗（拄拐一段时间），以使骨折愈合。

除了常规的 X 线片检查外，患者通常还需要借助 CT 扫描以确定骨折片段确切的偏移位置。在某些情况下，医生还要进行 MRI 扫描，以查看半月板及其根部附件、前后交叉韧带和周围其他韧带的状态。

非移位的胫骨平台骨折几乎都可以通过一段时间的制动或非负重活动来治疗，直到愈合。这种类型的骨折中，通常骨折部位的软骨表面没有或仅有很少的偏移，并且如果它们能够正确愈合，那么短期内不会造成什么影响。但从长远来看，这仍可能发展为关节炎。确保关节炎不会发作的最好方法是采取正确的锻炼方式并防止膝关节僵化。

至于移位的骨折，它们几乎都要通过手术治疗。对于这类骨折，医生需要使用特殊的固定装置将骨折缝固定在适当的位置，以使裂缝在正确的位置愈合。当这些裂缝只涉及一个关节面时，关节面可以成功修复。如果发生严重的碎裂，则几乎不可能使关节表面恢复正常，并且长期的预后情况也可能十分严峻，因为该区域很可能发展成关节炎。通常情况下，即使是看起来正常的软骨表面也可能受到了严重损害，导致软骨细胞本身随着时间而死亡，最终该区域会发展成关节炎。

对于严重的胫骨平台骨折，最好的治疗方案仍需自己选择。如果条件允许，请咨询成功完成此类骨折修复的外科医生。如果在第一次手术时关节表面未能恢复，那么以后的手术几乎不可能再解决问题，并且无法预防关节炎的发展。

手术后，你将需要拄拐 6 周或更长时间，并且不能负重。通常医生会允许并鼓励你多多活动。需要注意的是，若要确保骨折后的关节不会变僵硬，即使伴随其他损伤，都要接受适当的物理治疗才可以促进消肿，使肌肉力量得到增强，同时恢复膝关节的活动范围 —— 这是严重骨折获得最佳长期治疗效果的关键。

概述：胫骨平台骨折

发病率： 每 1000 人中有 0.10 人患病，在美国约有 35 000 人受该疾病影响。

常见原因： 机动车事故、滑雪损伤、高空摔伤。

典型患者： 一名 50 岁的女性在滑雪时摔倒。

该怎么办： 这些损伤属于高能量类别。危急性和紧急性胫骨平台骨折需要尽快找医生检查。X 线片可以确定骨折的具体位置 —— 在关节面处的凹陷。如果 X 线片显示不清楚，则可以通过 CT 扫描检查来显示骨偏移的情况。如果没有移位，就无须手术。如果关节线移位，则可能需要手术。

此外，更重要的是，严重的胫骨平台骨折通常还与重要的神经、动脉和静脉损伤以及骨筋膜室综合征有关。骨筋膜室综合征的出现通常是因为体液（通常是损伤后的出血）积聚在一个部位，人体自身无法将其清除。积聚的体液会压迫肌肉，甚至切断其血液供应，从而导致肌细胞死亡。这些损伤需要立即在急诊室或急救中心进行评估。骨筋膜室综合征的一大症状是情况恶化和剧烈的疼痛。

损伤严重程度： 这是一个复杂的伤情分类系统，需要考虑胫骨平台骨折的移位程度，是平台内侧还是平台外侧骨折，以及是否延伸至胫骨。分类系统可用于明确手术方法和预期结果。

治疗选择： 非移位性胫骨平台骨折通常可以使用拐杖促进恢复，并且可能需要限制活动。关节面出现移位的骨折最好通过手术治疗。

预期疗效： 通常，骨折碎片越少结果越好。伤情更复杂的粉碎性骨折患者通常不能完全恢复活动水平，后续施行早期全膝关节置换术的概率要高得多（请参见第 49 页）。

> **恢复活动的时间表：** 大多数胫骨平台骨折，无论是否接受手术治疗，在受伤后的前 6 周都不应负重或只能接受有限的负重。之后的措施就取决于骨折的严重程度以及是否需要植骨。

胫骨近端骨折

胫骨上 1/3 处的骨折是相对常见的（图 3.15），其中开放性骨折（请参见第 27 页）比其他类型更常见。如果骨折造成皮肤伤口或破洞，则极有可能发生感染，需立即去急诊室处理。

胫骨近端骨折与胫骨平台骨折的主要区别是，骨折是否涉及关节表面。如果骨折没有涉及关节表面，那么通常更容易得到治疗，比突破关节面的骨折有更好的远期效果，突破关节面的骨折随着时间的推移会引发关节炎。

许多胫骨近端骨折中髌韧带会从胫骨附着处撕脱，也被称为胫骨结节骨折。胫骨结节撕脱性骨折可能移位也可能不移位。

大多数胫骨结节撕脱性骨折发生在年轻患者中，特别是骨骺线快闭合的患者。这些患者的骨折伤情可能更为复杂，需要密切注意愈合情况，以确保腿部能够伸膝。其他胫骨近端骨折可能是由高能量的直接力量造成的，如车祸碰撞。

胫骨近端是许多肌肉附着的地方（腘绳肌、髌韧带、腓肠肌或小腿肌群），这些肌肉会牵拉附近位置的骨骼。当骨骼完好无损时，这些肌肉可以移动胫骨，并且不会引起任何不正和畸形，因为胫骨的骨干部分保持在一条直线上并能够平衡这些肌肉的力量。如果在该区域或就在肌肉附着部位的下方发生骨折，肌肉就会将骨折的上部向上、向前和向内拉起。除非手术治疗，

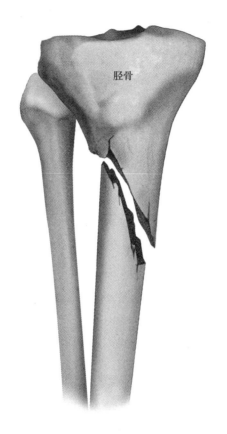

图 3.15　胫骨近端骨折

否则这将导致骨折在不正确的位置愈合。

　　轻微移位的骨折仍然能够对齐的话，可以用石膏外固定来治疗，并在最小负重或不负重的情况下固定 4～6 周。在恢复期间，患者应该使用血液稀释剂类药物，如阿司匹林，以尽量降低血栓的风险，因血栓可能会进入肺部并干扰呼吸。

　　如果骨折呈现移位，那么手术对于确保你的胫骨正常对齐并最大限度地发挥治愈潜力至关重要。手术方式包括外部固定器、钢板和螺钉固定，或者在骨头中间插入一枚钉子。

概述：胫骨近端骨折

发病率：每 1000 人中有 0.23 人发生胫骨干骨折。美国每年约有 75 000 例胫骨干骨折，其中 5%～11% 位于近端，因此，每年约有 7500 例胫骨近端骨折。

常见原因：对一个骨骺线未愈合的年轻人突然施加一个力量，可能导致其胫骨结节撕脱性骨折。成人的胫骨近端骨折通常是全地形车（ATV）、摩托车或汽车事故引起的高能量冲击所致。

典型患者：一名处于成长高峰期的 14 岁男孩在打篮球时突然急停。或者一名 45 岁男子在乘坐 ATV 时发生撞车。

该怎么办：这些损伤需要立即由医生进行检查，有时可能需要住院观察。这些损伤通常会引发骨筋膜室综合征，出现这种情况时，肌肉周围的出血切断了血液供应并导致肌细胞死亡，这是非常紧急的情况。开放性骨折也容易造成感染。

损伤严重程度：严重程度取决于胫骨结节骨折的移位程度。轻度移位可能不需要手术，而完全移位则需要借助手术来恢复膝关节功能。

治疗选择：包括非手术治疗和手术治疗。胫骨结节撕脱性骨折的手术治疗通常仅限于严重的成角畸形骨折或完全性撕脱骨折。成年人的胫骨近端骨折几乎都需要手术，除非它们没有移位（仍正常对齐排列）或只有轻度移位。

预期疗效：骨折愈合后，大多数患者能够恢复全部活动。

恢复活动时间表：从这类骨折中恢复通常需要长达 6 周的不负重或部分负重，具体取决于患者是否进行过手术。一旦骨折愈合，通常必须缓慢恢复活动水平。用钉子固定以治疗胫骨近端骨折的患者可以在手术当天承受重量。患者行走并保持活跃的次数越多，后续的并发症就越少。不常活动的患者发生血栓、肺炎和其他并发症的风险则相对要高得多。

股骨远端骨折

股骨末端（股骨远端）的骨折可能处理起来很简单，但实际情况会非常棘手（图 3.16）。如果患者尚年轻，骨折通常可以用石膏外固定来治疗，并且可能不需要手术。老年患者骨量留存很少，骨折可能难以通过固定来愈合。

一般来说，股骨远端骨折出现移位，就意味着骨折导致骨头错位，需要手术治疗。这些治疗方式通常很复杂，需要精确处理才能保证重建股骨和关

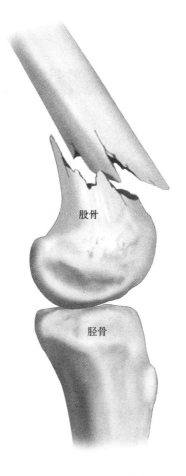

图 3.16　股骨远端骨折

节表面的整体对齐。

　　如果是移位性骨折，则需要进行骨折固定，如在股骨末端插入一根连接棒将其固定在原位，或在股骨侧面植入钢板和螺钉。对于深达关节腔的骨折，如果软骨表面有任何明显的破裂（可能超过 1～2 毫米），可能需要手术来重建关节表面的正常连续性。Hoffa 骨折（股骨远端单髁或双髁的冠状面骨折）虽只涉及股骨的一个髁，但很难治疗。因为骨折完全穿过软骨表面，固定骨折所需的螺钉和其他装置必须伸入软骨以将其固定复位。可能需要先将骨折处固定在适当的位置，然后在骨折愈合后立即安排手术 —— 在螺钉损坏软骨表面之前去除螺钉。

概述：股骨远端骨折

　　发病率：股骨干骨折的发生率为每 1000 人中有 0.37 例，在美国每年约为 58 600 例。股骨远端断裂的发病率呈上升趋势，主要是因为越来越多的人接受了全膝关节置换术，手术在假体部件周围造成了应力点。

　　常见原因：直接撞击，如运动损伤或机动车事故。

　　典型患者：生长线未愈合的青少年或曾接受全膝关节置换术的老年患者。

　　该怎么办：这些损伤需要到当地急诊室就诊，以确定严重程度和相关的治疗方案。这些损伤可能会造成明显的移位，意味着骨折会导致骨头错位，甚至可能致其缩短。在这种情况下，需要急诊手术来将骨头复位。

　　损伤严重程度：这取决于骨折的移位程度。非移位性骨折可能不太严重，而移位性骨折则非常严重且难以治疗。

　　治疗选择：同样，治疗方案取决于移位程度。微创性或非移位性骨折可通过石膏外固定治疗，而移位性骨折通常需要手术 —— 要么闭合复位，要么切开复位或内固定骨折端。

预期疗效： 大多数患者最终将能够恢复全部活动水平。对于骨质非常柔软或骨折碎片较多的老年患者，治愈潜力会大大降低，可能很难恢复到完全活动水平。

恢复活动时间表： 大多数患者需要拄拐，在前 6 周不负重或仅保持最小负重。根据骨折的严重程度和所需钢板和螺钉的数量，通常可以在大约 6 周后开始负重。在第 7 周或第 8 周时能够驾驶，而完全恢复活动水平可能需要 4~6 个月或更长时间。

手术后，患者必须参加一个着重早期锻炼肌肉的康复计划。主要的功能性肌肉 —— 股四头肌会附着在股骨顶部。如果膝关节因为骨折的脆弱而不移动，那么在术后可能会有关节僵硬的风险。单纯通过物理治疗可能很难解决僵硬问题，这种情况需要进行二次手术以对瘢痕组织进行减张处理，以使膝关节能够屈曲。

后交叉韧带撕裂

后交叉韧带是膝关节内最大、最坚固的韧带。由于它位于膝关节中央，因此如果该部位受伤，必须将膝关节保持在适当的位置以防止其向后滑动。考虑到后交叉韧带的大小和强度，撕开它确实需要相当高能量的创伤。大多数后交叉韧带撕裂会与其他韧带损伤一起发生。当接触性损伤发生在膝关节的外侧或内侧时，通常会导致内 / 外侧副韧带、后交叉韧带和前交叉韧带的撕裂。后交叉韧带单独撕裂，称为孤立性后交叉韧带撕裂，发生的概率只有

10%~20%。大多数孤立性后交叉韧带撕裂是膝关节屈曲时其前部受伤造成的。运动时膝关节屈曲状态下摔倒、在冰面上滑倒，或者在交通事故中撞到仪表盘，这些都是后交叉韧带撕裂的常见原因（图3.17）。

　　孤立性后交叉韧带撕裂和并发性后交叉韧带撕裂将会决定是否需要手术和手术时间。某些孤立性后交叉韧带撕裂可通过后交叉韧带动力支具或石膏来治愈，而并发性后交叉韧带撕裂很少可以自愈，应尽早进行手术重建，以取得最佳效果，并降低患骨关节炎的风险。

　　孤立性后交叉韧带撕裂通常会在膝关节内产生少许酸痛和少量肿胀。后交叉韧带的撕裂不会像前交叉韧带的撕裂那样流血。膝关节可能会感觉不稳

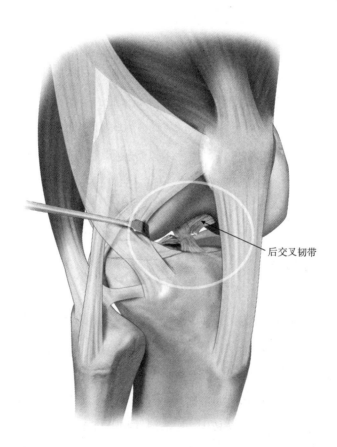

后交叉韧带

图 3.17　后交叉韧带撕裂

定，尤其是在下坡、减速或下楼梯时，有时还可能会跛行。而且患者在受伤后对膝关节格外注意，通常没有立即注意到这些症状。有时，直到受伤几周后，患者才会被诊断为孤立性后交叉韧带撕裂。尽管如此，建议患者还是应该尽快去看医生。及时依靠后交叉韧带动力支具支撑膝关节向前以抵抗重力，便可以让后交叉韧带不用手术而痊愈。

对于患有后交叉韧带撕裂并伴有其他韧带损伤的患者，膝关节可能发生了脱位，这是外科急症。当膝关节在负重或移动时感觉严重不稳定或疼痛，受伤后应立即在医生办公室或急诊室进行仔细评估，检查脉搏、神经功能和膝关节的整体稳定性。处理措施对于膝关节脱位尤其重要，因为如果错过了应对动脉损伤的时机，特别是在损伤超过 8 小时后，就可能导致截肢。如果你的父母、教练或朋友发现你的膝关节发生脱位，则应请他们带你尽快去急诊室。同时，还应该进行 X 线片检查，以确保没有发生与此类型损伤相关的骨折。

10 年之前，我们还不了解如何成功重建后交叉韧带。重建计划没有考虑重力的影响，这通常意味着移植物会向外伸出。后交叉韧带动力支具 —— 在屈曲膝关节时保护后交叉韧带移植物的支具 10 年前还尚未开发。10～15 年前接受过后交叉韧带重建培训的许多医生常常感到，他们的后交叉韧带重建并不比患者自身韧带的保护效果好。因此，过去的医生放弃了重建手术，因为当时他们的手术效果并不好。

在过去的 10 年里，人们做了很多探索工作来解决后交叉韧带撕裂的问题。其中包括详细的解剖学和生物力学研究，以及重建后交叉韧带外科新技术的发展。此外，科学家还研发了一种特殊的后交叉韧带支具来保护后交叉韧带移植物，从而能够帮助抵抗重力，使得患者在重建手术后的第一天就可以在物理治疗中移动膝关节。如果你需要进行重建，请咨询接受过最新后交叉韧带重建技术、康复技术和后交叉韧带动力支具使用培训的外科医生。因为现在临床已经证明，使用这种较新的外科手术进行后交叉韧带重建的结果与前交叉韧带重建的效果相同。

如果你遭遇了孤立性后交叉韧带损伤，则有两个基本选择：保守治疗或手术。保守疗法包括休息、冰敷、镇痛药物（对乙酰氨基酚）、物理疗法和支具。后交叉韧带损伤的物理治疗比前交叉韧带损伤限制更严格。可使用的支具通常要大得多，也更不舒服。活动范围限制通常在开始时比较保守，因为后交叉韧带在膝关节屈曲幅度较大时将承受更大的压力。此外，在前交叉韧带修复中，需要增强的是腘绳肌的力量，而在后交叉韧带修复中，强调的是增强股四头肌来保护后交叉韧带移植物。

在手术治疗方面，后交叉韧带手术与前交叉韧带的类似，它需要在骨头（胫骨和股骨）上钻出通道，并将移植物固定在这些通道中。跟腱移植、腘绳肌肌腱自体移植和同种异体移植是最常用的手段。但两者使用的移植物数量略有不同，前交叉韧带手术通常使用单个移植物来进行。而后交叉韧带是尺寸相对更大的韧带，因此它通常采用双束技术重建。大量证据表明，双束技术在膝关节功能和稳定性方面表现优越，但难度相对也更大。要注意，患者一定要和外科医生讨论他们的选择偏向和理由。

概述：后交叉韧带撕裂

发病率：每年每 1000 人中有 0.02 人受伤，在美国每年约有 6500 人因此受伤。

常见原因：胫骨前部钝挫伤，使其向后移动。可能是来自高能量运动中的接触伤，比如足球铲球；膝盖在事故中撞到了汽车仪表盘；或者膝盖弯曲时摔倒。

典型患者：交通事故中的乘客；运球时膝关节以下被铲球的足球运动员。

该怎么办：注意紧急情况的迹象。严重的不稳定、麻木、刺痛感、严重错位（腿指向错误的方向）以及无法承受体重，这些都表明患者应立即去急诊室进行评估。

损伤严重程度：后交叉韧带撕裂类似于前交叉韧带撕裂，根据损坏程度将其分为 1～3 级，其中 3 级是完全撕裂。

治疗选择：主要的两种治疗选择是保守（非手术）治疗和重建手术。保守治疗适用于发生孤立性的撕裂（通常是部分撕裂），以及活跃程度较弱或不会对膝关节施加很大力的患者。手术则适用于那些完全撕裂及需要良好膝关节稳定性的运动员。同时，还适用于那些保守治疗失败的患者，或者那些不接受潜在不稳定性的患者。

预期疗效：部分患者的后交叉韧带可以自行治愈，但是，完全撕裂的韧带在愈合后往往较为松散。想象一下，橡皮筋已经被抻紧，松开后便无法恢复到以前的紧绷状态。因此，通常建议发生该类型撕裂的患者接受手术。手术的结果因技术和外科医生而异。如果不慎遭遇后交叉韧带撕裂，鉴于其相对罕见，你应该咨询精通这类损伤的外科医生，以使成功的机会最大化，因为这不是一个简单或常见的手术。

恢复活动时间表：患者通常会在 6 周内恢复行走，需要 9～12 个月的时间才能使韧带完全恢复到可运动状态。通常在能够走路的 2～3 周后，就可以重新尝试驾驶。

外侧副韧带和膝后外侧角损伤

多年来，人们对膝关节外部的结构尚未完全了解。许多外科医生将膝关节的这一部分称为"膝关节的暗面"，因为他们也不太了解其解剖结构。通常，大多数这类损伤最终将导致残疾，而且手术效果也不是很好。然而，随着最近更详细的解剖学研究、实验室研究以及新型手术技术的发展，撕裂的韧带能够被重建到其正常位置，从而大大改善了这一部位的手术效果。

我们需要了解膝关节外侧（膝后外侧角）的重要一点是，该部位骨头的形状不同于膝关节内部。内侧副韧带损伤治愈效果较好（请参见第 70 页），但大多数膝后外侧角的损伤无法自愈。胫骨和股骨在膝关节外侧（股骨外侧髁和胫骨外侧平台）都呈凸形，使它们天生呈现不稳定状态。因此，应及时发现和治疗这种损伤，以获得最好的治疗效果。还有一条重要的神经横穿腓骨颈（腓骨顶部稍下方），称为腓总神经。当膝后外侧角损伤时，该神经可能会被损坏或牵拉，并可能导致患者出现足下垂（步态异常）或神经痛（脚背和腿侧）。

膝后外侧角损伤可发生在多种情况下：膝关节向后屈曲时的接触性或非接触性过伸损伤；在运动时，腿内侧受到一击；或者经历了严重创伤，比如在车祸中。膝后外侧角损伤通常会导致膝关节内翻（内翻张开），以及胫骨相对股骨向外旋转（膝关节外旋）。这是一种高度致残的损伤，需要尽快由经验丰富的外科医生进行评估。

膝后外侧角完全损伤几乎总是伴随其他膝关节韧带损伤。膝关节外侧的几种不同结构是膝关节稳定的关键。最重要的是外侧副韧带，也被称为腓侧副韧带，它可以防止膝关节左右摇摆。当发生外侧副韧带撕裂时，你可能不会出现明显的疼痛和肿胀，但是膝关节可能难以转向受伤一侧。膝关节外侧的另两个主要结构是腘绳肌肌腱和腘腓韧带。这些韧带确保胫骨不会相对股骨向外旋转（图 3.18）。

由于外侧副韧带撕裂和膝后外侧角损伤很少能自行愈合，及时诊断和治疗就至关重要。如果等到 6 周后或更长时间之后再接受治疗，此时就已经发展为 O 形腿（大多数人会出现）。那么在韧带重建之前，通常需要先进行截骨术或 O 形腿矫正术，以使重建过的韧带免于过伸。显然，骨折后复位，然后等待 6~9 个月再进行第二阶段手术是不理想的，所以及时治疗是恢复的关键。

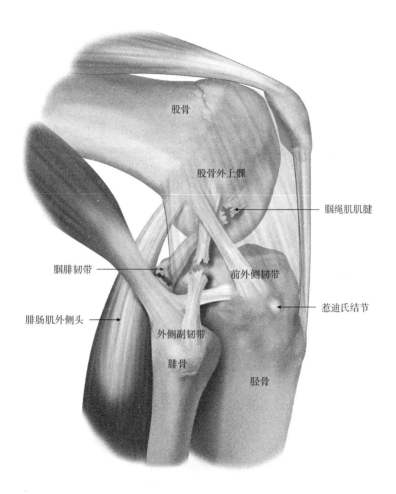

股骨

股骨外上髁

腘绳肌肌腱

腘腓韧带

前外侧韧带

惹迪氏结节

腓肠肌外侧头

外侧副韧带

腓骨

胫骨

图 3.18 外侧副韧带撕裂

如果发生外侧副韧带完全撕裂或膝后外侧角的所有结构完全撕裂，一般应在损伤后的 2 周内进行手术。这是在酶分解组织之前修复结构的最佳时间，因为被酶分解后的组织不能很好地固定缝合线。在这段时间范围内膝关节也可以更好地恢复到其正常的解剖位置，被更好地固定，否则膝关节会在一个不甚理想的位置愈合。及时对外侧副韧带和膝后外侧角重建可以使许多患者恢复高水平活动。但是在过去，情况并非如此，因为膝后外侧角损伤会导致膝关节持续不稳定，因此患者往往必须放弃运动，甚至被限制参加日常活动。

治疗足下垂

如前所述，一些膝后外侧角损伤的患者由于膝关节向内扭转时过度伸展，最终导致神经损伤。不幸的是，大约有 50% 的患者不能完全康复。损伤症状包括足外侧和足背麻木、足或踝关节无力。同时还包括胫骨和腓骨顶部和外侧肌肉无力，这使你很难将脚踝向上屈曲、将脚趾朝身体的方向拉、将脚踝向外拉，或将大脚趾朝身体的方向拉。

通常足下垂的治疗方法是踝背屈训练运动疗法，即在腿伸直的时候用毛巾把脚踝上拉，一天做几次。由此，如果神经功能得到恢复，患者就能摆脱无法正常行动的不便。另一种治疗方法是将脚和脚踝置于夹板中，即踝足矫形器。如果你无法抬起脚踝，脚一直朝下垂，久而久之跟腱会缩短，踝关节会僵在某个位置上。

如果你的足下垂已经持续了一段时间，那么你可能需要去找足踝外科医生进行肌腱转移手术。将肌腱从脚踝内侧转移到足背便可以不再依赖夹板，不过往往不能再恢复到以往正常的功能。因此，最好尽快检查足下垂并及时采取治疗措施。

概述：外侧副韧带和膝后外侧角损伤

发病率：这是一种罕见的损伤，在美国每年不到 5000 人患病。

常见原因：接触性运动和机动车事故，通常也与其他膝盖损伤有关。非接触性原因包括过度伸展。此外，如果你的膝盖内侧受到打击，通常会对膝关节后外侧结构施加压力，导致其受伤。

典型患者：大学橄榄球运动员或因滑雪受伤的人。

该怎么办：这种损伤通常与受到很大的力（无论是接触还是非接触）有关，而且通常带来非常不稳定的后果。严重的不稳定、麻木、刺痛、排列不齐（腿指向错误方向），或无法承受重量，这些都表明你需要到急诊部门进行评估。

损伤严重程度： 外侧副韧带撕裂和膝后外侧角损伤根据严重程度分为 1～3 级。严重程度基于体格检查和压力 X 线片检查来判断。

治疗选择： 1 级和 2 级撕裂通常可以通过物理疗法（非手术方式）治疗。3 级撕裂几乎都需要通过手术治疗。

预期疗效： 完全的外侧副韧带撕裂或膝后外侧角损伤，通过急诊手术重建韧带（在损伤后的 2～3 周）的话，都可获得良好的远期效果。患者如果没有任何关节炎或软骨问题，运动功能通常可以完全恢复正常。那些需要长期治疗的（受伤后超过 6 周）3 级撕裂的患者通常无法完全恢复正常活动。

恢复活动时间表： 损伤后的前 6 周患者不得负重。6 周后可以开始使用拐杖进行部分负重训练，当不再跛行时，则可以不用继续依靠拐杖。通常在术后 7～8 周可以尝试驾驶（患侧）。由于这类损伤大多数与其他膝关节韧带损伤同时发生，因此完全恢复正常活动通常需要 9～12 个月。

股四头肌肌腱撕裂

股四头肌肌腱是将股四头肌从股骨连接在膝关节上的组织。它是人体内较粗的肌腱之一，而且很厚，因为它需要将力量从股四头肌传递到膝关节。

如果在没有准备好的情况下使髌骨承受很大的力，例如，滑雪时伸腿从高处着地，或者在楼梯上失足跌落导致膝盖交锁，股四头肌肌腱则可能会从髌骨处撕脱（图 3.19）。这多见于 40 岁以上或免疫力低下的人群，比如患有糖尿病或肾脏问题的人群，或长期服用氟喹诺酮类抗生素（如环丙沙星）的人群。股四头肌肌腱撕裂是一种严重的损伤，因为当肌腱撕裂时，你将无法伸直患侧腿。如果条件允许，应该进行手术治疗以修复肌腱。

　　大多数股四头肌肌腱撕裂是很难忽视的，因为肌腱撕裂时患侧腿将无法行走，所以病情往往能很快得到诊断和治疗。手术需要在膝关节前部做一个切口，清理和修剪肌腱末端以使其有一个平整的边缘，然后将其重新附着在髌骨上。通常使用缝合锚钉来进行重新固定，将缝合锚钉放置在髌骨中或穿

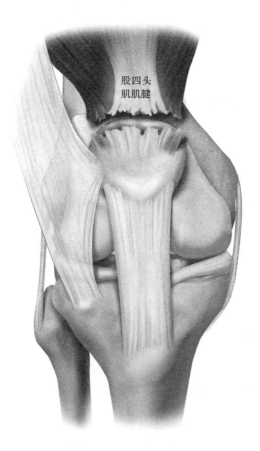

图 3.19　股四头肌肌腱撕裂

过髌骨的通道，然后将肌腱缝合。外科医生必须放置足够多的缝合锚钉来保证肌腱在较长时间内得以愈合，同时也要确保修复的肌腱不会随着时间的推移而慢慢滑动，使得股四头肌肌腱反而比原来更松弛。手术后，你需要坚持6 周内避免负重，以确保不会对愈合的组织施加太大的压力，否则可能导致其撕裂、部分撕裂或过伸。

没有马上进行手术怎么办？如果股四头肌肌腱撕裂在一段时间内没有得到治疗，它就会发展成一个更为严重的慢性问题：髌骨会向胫骨的方向下滑，并且会卡在某处，从而很难恢复股四头肌的整体长度。股四头肌可能会缩短，这会导致之后的重建很难将股四头肌拉回到髌骨。在这种情况下，通常需要依靠韧带移植物来辅助肌腱修复，使缩短的肌腱具有足够多的组织来愈合。但是，即使在最理想的情况下，重建也可能无法使髌骨恢复到原始位置，并且可能无法恢复全部力量。

尽快意识到股四头肌肌腱损伤并进行手术治疗，才能把握完全康复的最佳机会。术后需要拄拐和休息一段时间，并且在恢复期间不应该做任何负重尝试。一些过早恢复活动的患者的肌腱会部分分离，导致髌骨无法恢复到正常位置。肌腱愈合后，可能需要几个月的时间才能让股四头肌力量恢复到可以从事高水平运动的程度。

概述：股四头肌肌腱撕裂

发病率：每 1000 人中有 0.014 例，在美国每年大约 5000 人遭遇该撕裂。

常见原因：中年患者突然膝关节着地，高冲击力直接施加在膝关节上。

典型患者：一名 45 岁男子在下楼梯时不慎滑倒。

该怎么办：如果你感到膝关节上方有砰砰的弹响声，无法伸直腿，以及伴有剧烈疼痛，请务必立即就诊。这种损伤可能会影响你的行走能力，因此你应该去看初级保健医生或到当地的急诊科就诊。

损伤严重程度：损伤的严重程度根据撕裂的程度来分类。如果只是轻微的酸痛而没有明显的撕裂感，则是轻度撕裂；中度撕裂是股四头肌肌腱的部分撕裂，但患者仍可以进行直腿抬高动作；完全撕裂最为严重，是指附着在髌骨上缘的股四头肌肌腱完全断裂。

治疗选择：治疗方案取决于撕裂的严重程度。轻度撕裂和部分撕裂可以通过调整活动方式和物理疗法来治疗。通常建议完全撕裂的患者接受手术修复。

预期疗效：患者的撕裂部位可能会持续疼痛，但通常能够恢复股四头肌的大部分力量。

恢复活动时间表：手术后，建议患者在 6 周内保持最小负重或无负重。在这段时间内，应该使用拐杖辅助日常活动。如果损伤涉及右膝，通常在股四头肌肌腱修复后的 7～8 周，当股四头肌恢复足够的力量时就可以开始驾驶。恢复正常活动需要肌肉力量的显著提升，这在手术后通常需要 4～6 个月才能实现。

髌韧带断裂

髌韧带位于髌骨和胫骨前部之间。即使在正常情况下，这个肌腱也会承受很大的压力。如果从高处坠落或突然跪下，髌韧带可能会从髌骨的附着点处撕裂（图 3.20）。对于精英运动员来说，这是一种严重的损伤，如果不立即治疗，就会威胁到职业生涯。其他相对容易发生髌韧带撕裂的患者还包括糖尿病患者和肾病患者，以及服用氟喹诺酮类抗生素的患者，如环丙沙星（因为它们易导致肌腱断裂）。

除非你的身体状况太差，不适合进行手术，否则对于完全的髌韧带撕裂，一般都应选择手术治疗。手术需要将撕裂的肌腱末端重新固定在髌骨上，即采用坚固的缝合线，通过髌骨的两个骨通道将其扎入肌腱，然后在膝关节屈

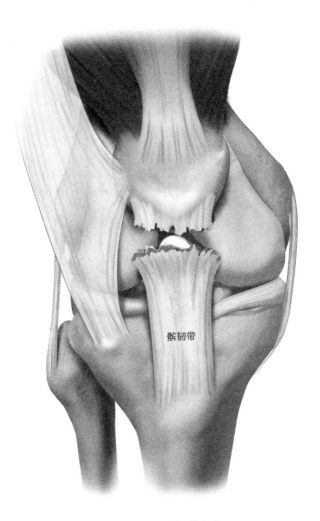

图 3.20 髌韧带断裂

曲的情况下打结固定，如此便能很好地修复髌韧带。在某些情况下，外科医生可能需要在胫骨和髌骨上实施额外缝合，即在髌韧带周围进行垂直方向缝合，以确保髌韧带能够实现最佳愈合效果。

在临床实践中，我们还见过一些撕烂的髌韧带，它们几乎不可能被修复。在这种情况下，需要施行规模更大的手术，通过胫骨结节和髌骨的通道进行腘绳肌肌腱移植，尤其是针对需要回到高水平运动的运动员患者。

概述：髌韧带撕裂

发病率： 在美国，每年不到 5000 人遭遇该撕裂。

常见原因： 突然从一定高度落地，比如在打篮球时。

典型患者： 一名 30 岁男性篮球爱好者。

该怎么办： 类似于股四头肌肌腱断裂，该损伤可以归为紧急损伤（虽然通常它不算很紧急）。如果出现剧烈疼痛、髌骨以下有砰砰的弹响声，或者无法伸膝，则需要立即预约初级保健医生，或者去急诊科就诊。

损伤严重程度： 髌韧带断裂分为轻度、中度或重度。

治疗选择： 轻度至中度撕裂涉及轻微的髌韧带断裂，无须手术即可治疗。完全性撕裂通常需要手术修复。常规的外科治疗是通过在髌骨上钻孔建通道来将髌韧带修复回髌骨上。对于严重撕裂，则需借助腘绳肌肌腱移植物来帮助重建肌腱。

预期疗效： 大多数运动员的患侧能恢复到正常力量的 85%～90%。

恢复活动时间表： 髌韧带修复后患者的膝关节很脆弱。因此，他们需要拄拐杖 6 周。通常在手术后 7～8 周可以开始尝试驾驶。手术后 5～7 个月一般可完全恢复正常活动。

膝关节脱位

膝关节脱位是非常严重的损伤。虽然韧带损伤已足够令人担忧，但脱位所涉及的血管损伤可能危及生命或导致截肢，因此膝关节脱位是需要紧急处理的情况。

膝关节脱位指膝关节周围多处韧带损伤，导致膝关节滑脱出正常位置，股骨不再以胫骨为中心（图 3.21）。如果运动员在体育赛事中发生这种情况，

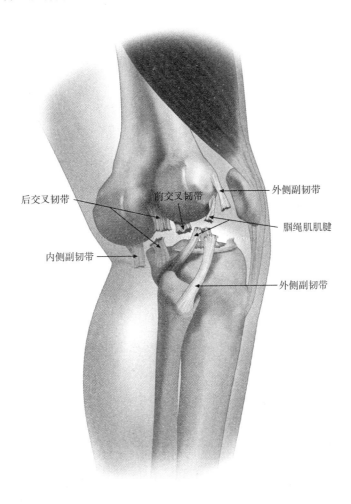

后交叉韧带

前交叉韧带

外侧副韧带

腘绳肌肌腱

内侧副韧带

外侧副韧带

图 3.21　膝关节脱位

必须立即接受复位（使骨头的末端对齐）和仔细评估，以确认该肢体的动脉和神经完好无损。高速撞击导致的膝关节脱位（如汽车事故或从高处坠落）是一种更严重的损伤，因为皮肤和其他软组织如肌肉、肌腱、神经和血管在此时也会受到严重损害。研究表明，如果存在动脉损伤并且在 8 个小时内未进行治疗，则截肢的风险几乎为 90%。如果怀疑自己膝关节发生脱位，你应该立即去急诊室就诊，以使脉搏和腘绳肌动脉的整体状况得到详细的评估。如果怀疑存在动脉损伤，医生会要求你做一个 CT 血管造影，即将造影剂注入动脉以评估损伤程度。

假设没有动脉或神经损伤，则可直接进行关节复位，医生会评估关节复位后是否稳定，或是否仍滑脱。如果仍滑脱，可能需要用石膏或外部固定器（在骨头中放置钉子，用金属棒加以固定）将其固定在适当的位置。此外，还应当进行 MRI 扫描以查看软骨表面、韧带和半月板的状态。

几十年前，处理膝关节脱位通常只是简单地用石膏固定，患者在一段时间内会恢复良好，但现在我们知道这种对措不会带来最好的结果。在条件允许的情况下，建议患者尽可能在膝关节脱位后 2 周内接受手术以稳定膝关节。对于开放性骨折患者、患有严重糖尿病或肾脏问题的患者或老年人，身体条件可能影响手术实施。但是，如果是活动范围尚佳的健康患者，在脱位膝关节周围没有任何撕裂伤或其他问题的情况下，应接受手术治疗。

总而言之，我们需要严肃对待膝关节脱位手术。患者应该咨询有大量此类手术经验的外科医生，因为脱位手术的学习周期曲线较长，经验丰富的专家代表着会有更好的疗效。

根据临床实践，一次性重建所有损伤的韧带并修复半月板，会带来最好的治疗效果。手术后，应让患者接受物理治疗，以确保重建的膝关节韧带不会过度伸展，同时也可避免膝关节后期僵硬。某些患者由于损伤情况和随后的手术使身体负担太重，从而形成瘢痕组织，这可能会导致严重的关节僵硬。为了避免这种情况，患者应该在手术后的第一天就开始物理治疗，并进行膝关节康复运动。同时，确保理疗师能够采纳外科医生的建议。

通常，大多数与运动有关的膝关节脱位在手术后可以很好地得到治愈，动脉损伤的发生率不到 1%，多韧带重建手术通常也是有效的。高速冲击伤导致的膝关节脱位的治疗结果则难以预测，因为高速冲击对软组织和其他结构造成的损伤程度也会很大。这些患者可能需要更密切的术后跟踪，以确保他们的膝关节活动正常进行，不会出现明显的僵硬，他们的膝关节韧带重建不应因其他软组织损伤而过伸。

由于膝关节脱位会造成重大创伤，大多数患者将在 10 年内出现关节炎。这可能是因为一些软骨细胞在最初撞击时被杀死。除了确保患者恢复肌肉质量，使他们在日常活动中保有更好的减震能力之外，对此我们并没有太理想的应对措施。保留撕裂的半月板也很重要，如果需要取出半月板，患者罹患骨关节炎的风险将显著增加。

概述：膝关节脱位

发病率：罕见；在美国每年不到 5000 例。

常见原因：运动（滑雪、足球、橄榄球）中的严重创伤、从高处坠落或机动车事故。

典型患者：一名 22 岁的大学生橄榄球跑卫运动员，在被擒抱时膝盖受到直接撞击。

该怎么办：膝关节脱位是一种严重伤害，需要立即进行评估，最好是在当地的急诊室先进行评估。首先，医生会确保你的血液循环和神经血管状态完好无损。在那之后，你将接受 X 线片检查，以确保没有发生骨折，然后便是对脱位的膝关节实施复位。

损伤严重程度：严重程度取决于膝关节脱位是仍然处于脱位状态还是可自行复位。膝关节脱位时，骨头的末端不在关节腔内，这给关节周围的神经和动脉造成很大的压力，需要尽快处理。如果发生开放性骨折、动脉损伤或膝关节周围结构的严重骨折，则是重伤，大多数患者以后不能完全恢复活动水平。

治疗选择：无论哪种情况都会建议手术治疗。总体而言，最好采用多韧带重建术来治疗膝关节脱位。任何相关血管、神经和骨骼的损伤也会影响治疗。

预期疗效：大多数与运动有关的多韧带损伤患者最终能够恢复正常活动。那些遭受高速冲击伤的患者通常无法完全康复，因为这类损伤往往涉及多个结构。

恢复活动时间表：大多数患者需要拄拐，在前6周不负重或仅限最小负重。这段时间之后，可以开始负重，但可能还需1～2周才能驾驶。膝关节脱位后完全恢复正常活动可能需要9～15个月，具体取决于其他相关损伤的情况。遭遇动脉或神经损伤的患者通常会伴有重大的、永久性的问题。

髌骨不稳定

如果你的髌骨关节松动，并且部分滑出关节（半脱位）或完全滑出关节（脱位），这可能是一个令人沮丧的问题（图3.22）。大多数患有非接触性髌骨半脱位或脱位的患者几乎都有一些潜在的遗传性解剖结构问题，包括髌骨所处的凹槽过浅，或者是髌骨的位置不对（太高或离凹槽太远）。而接触性髌骨脱位的患者可能也有这些相同的遗传性解剖结构问题。

髌骨是由股四头肌控制的单独骨骼，它通过髌韧带附着在胫骨上。膝关

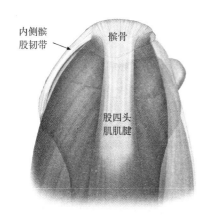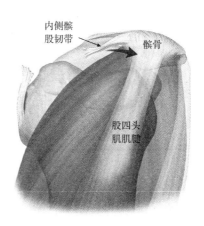

图 3.22 髌骨不稳定

节屈曲时，髌骨位于股骨末端的凹槽内，即滑车沟。但是，当膝关节伸直时，它便不在凹槽内，这个姿势下它最容易滑到外侧。

许多解剖因素可能使一个人容易发生髌骨脱位。一个解剖因素便是髌骨与股骨滑车的关系。如果你的髌骨位置比正常人高，在滑车的骨质边界之外，它便更容易滑到外面，这种情况被称为高位髌骨。如果骨质边界本身比较平，或者比正常情况更平，则髌骨也更有可能滑脱，这种情况称为股骨滑车发育不良。另一个解剖因素可能是股四头肌、髌骨和附着在胫骨上的髌韧带之间的角度，即胫骨结节到滑车沟的角度或距离。如果这个角度很高，或者距离超过 20 毫米（你的胫骨相对于你的髌骨已经脱位），这就像拉弓弦一样，当膝盖伸直时，髌骨更有可能滑向外侧或塌陷。还有一个解剖因素与连接股骨内侧和髌骨内侧的韧带有关：这个韧带就是内侧髌股韧带，其作用是稳定髌骨。当膝关节伸直时，这条韧带需要保持完整、不受伤，否则会产生更大的压力，导致髌骨向外滑动的风险大大增加。

髌骨半脱位或脱位的治疗取决于许多因素。通常，只要没有骨碎片，软骨也没有因脱位而从膝关节或滑车表面脱落，那么就可以采取康复手段而不是手术。首先，你应该消肿，以使股四头肌得到恢复。然后，再加强股四头肌的力量，以帮助将髌骨保持在正确的位置。如果你的髌骨位置相对正常，没有高位髌骨，而且股骨末端相对较深，没有明显的滑车发育不全，则可以采用非手术治疗方案，成功率约为 90%。

如果确实有明显的高位髌骨或滑车发育不良，则上述所有选择均不一定奏效。医生通常还是会给这类患者制订康复计划，试图加强股四头肌，以更好地保持髌骨位置。然而假如内侧髌股韧带撕裂、髌骨位置较高或滑车过于平坦，髌骨继续下滑或脱位的风险更高。康复治疗固然值得一试，但长远来看，将来再脱位的风险更高。一旦髌骨再次脱位，自然还有第三次，最终还是要通过手术来解决该问题。

首次髌骨半脱位或脱位，通常需要至少 4～6 周的康复锻炼，以确保后续恢复运动功能 —— 股四头肌足够强壮，髌骨在滑车末端保持平衡。

如果你需要做手术，那么治疗效果将取决于整个骨结构以及膝关节内侧韧带的情况。研究表明，修复内侧髌股韧带远不如对其完全重建和替换的效果好，因此几乎所有的外科医生都将重建内侧髌股韧带作为髌骨稳定手术的一部分。此外，如果你胫骨结节到滑车沟距离超过 20 毫米，外科医生可能会将胫骨结节移至膝关节内侧。如果你患有高位髌骨，医生会将髌骨向胫骨端下移，以确保髌骨更好地位于滑车的末端。最后，如果滑车是穹状或扁平的，外科医生可能会重塑股骨的末端，试图将滑车打造成 V 形，又称滑车成形术。

手术后的康复计划几乎都大同小异。一般而言，患者前 6 周内都只能依靠拄拐而不能负重。最好进行早期康复运动以确保膝关节不会僵硬，目标是在术后约 2 周可以屈曲超过 90°。对于仅进行内侧髌股韧带重建的患者，他们可以在支具辅助下做直腿抬高来锻炼股四头肌。但是，如果胫骨结节在术中被移动，患者则不应在前 6 周做直腿抬高运动，因为突然的股四头肌收缩可能会使固定胫骨结节的螺钉脱落，而导致需要再次手术。如果滑车成形术与其他手术同时进行，则必须等到软骨表面完全愈合后，才能对滑车关节负重。一般来说，当患者接受了胫骨结节截骨术或滑车成形术，又或两者同时进行，会在术后 6 周拍 X 线片，以确认愈合良好，然后才可以开始负重并做一些简单的运动，如固定式健身脚踏车锻炼。

概述：髌骨不稳定

发病率：由于并非所有人都会去看医生，尤其是在症状较为温和的情况下，因此很难确定髌骨不稳定的病例总数。尽管如此，在美国每年仍约有 7500 例髌骨脱位。

常见原因：膝关节伸直时的运动损伤。

典型患者：一名 X 形腿的青春期女性足球运动员。

该怎么办：如果髌骨可自行复位或在没有任何外界操作下突然弹回，则损伤不是紧急或危急情况，你可以选择去初级保健医生或骨外科医师处就诊。许多髌骨不稳定的患者会反复脱位，并自发地复位。在这种情况下，预约医生之前建议采用 RICE 法，即休息、冰敷、加压、抬高。然而，如果髌骨始终脱位则需紧急治疗，在当天就应到急诊科就诊。

损伤严重程度：严重程度取决于损伤的具体情况。如果关节腔内出现骨碎片和软骨脱落，那么问题会更严重，通常需要进行手术治疗。如果患者存在高位髌骨、平坦的股骨骨质边界（滑车发育不良），或内侧髌股韧带显著撕裂，则再次脱位的风险更高。

治疗选择：大多数未伴有软骨问题的髌骨脱位可通过物理疗法治疗。对于严重不稳定或复发性不稳定的患者，建议进行手术治疗。手术的范围包括软组织（韧带和肌腱）的修复和重建、截骨术（切割和移动骨骼），外加软组织手术。

预期疗效：大约 80% 的患者在手术后能够恢复活动水平。那些有更多解剖因素限制的患者通常会因为最初的髌骨脱位或复发性髌骨脱位而在髌骨下方发展成关节炎。

> **恢复活动时间表：** 髌骨脱位的非手术治疗通常持续 4～6 周。这包括物理治疗计划，以确保恢复体力。手术治疗通常要求患者保持 6 周部分负重或不负重。然后，他们必须努力恢复自己的整体力量。在恢复到完全负重状态 1～3 周后，通常允许尝试驾驶。完全恢复力量通常是在手术后 5～7 个月实现的。

胫股不正畸形

你可能早已听说过胫股不正畸形，它们通常被称为 O 形腿或 X 形腿。正常情况下，身体会通过膝关节中心承受体重。如果存在 O 形腿（也称为膝内翻），则意味着更多的重量被放在膝关节内侧。如果存在 X 形腿（也就是膝外翻），则膝关节的外侧部分会承受更大的重量（图 3.23）。因严重的膝内翻或膝外翻而行走困难的患者，如果没有任何潜在的关节炎，通常需要请非常专业的膝关节外科医生帮助矫形。

总的来说，男性更常出现 O 形腿，而女性更常出现 X 形腿。通常，如果软骨和半月板正常且韧带完整，这种不正不会干扰日常活动。但是对齐问题最终会使膝关节承重侧的软骨问题不断进展。一旦你磨损了膝关节的保护层 —— 半月板，就会加速软骨损伤，这意味着症状会进展得更快，关节炎也会发展得更快。因此，双腿对齐不正的患者应仔细请医生评估较长一侧腿的 X 线片，以确定是否需要使用减压支具或其他手术手段来实施预防性治疗。

例如，如果你有 O 形腿，并且膝关节内部出现软骨问题，通常意味着软骨会磨损，你的症状通常会比下肢正常对齐的人进展更快。此外，如果你有 O 形腿，并且内侧半月板撕裂因无法修复而被取出，那么你在快速发展成骨

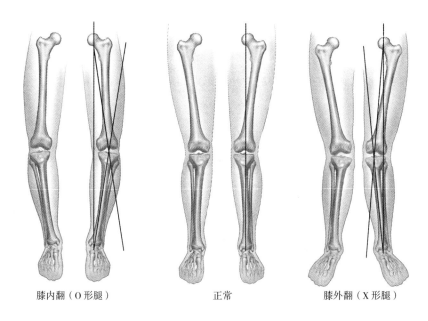

膝内翻（O 形腿）　　　　正常　　　　膝外翻（X 形腿）

图 3.23　胫股不正畸形

关节炎方面就有更大的风险，因为你失去了膝关节内侧的重要缓冲。

　　同样地，如果你有 X 形腿并有外侧半月板的问题，因无法修复导致半月板必须取出，那么你跟下肢正常对齐的人相比，也同样更容易发展为骨关节炎。出现 X 形腿的话，膝关节外侧的软骨问题也是一样。值得注意的是，膝关节外侧的问题可能会更快地导致软骨变形。

　　一般来说，如果需要对畸形一侧进行软骨手术或半月板移植，除非畸形也一并纠正，不然成功的概率要低得多。

　　另一种问题是，患者本身仍存在最初未得到治疗的韧带问题，并且髌骨不稳定已成为慢性问题。举例来说，如果你是 O 形腿，膝关节外侧有损伤，比如外侧副韧带完全撕裂或膝后外侧角损伤（见第 93 页），这可能意味着你需要额外做一次手术。建议在进行膝关节外侧韧带重建前先断骨进行骨重塑，再对 O 形腿进行矫正，否则重建的韧带移植物可能会过伸。同样的道理也适用于那些有 O 形腿问题兼有慢性内侧副韧带损伤的患者（见第 70 页）。建议患者先通过手术拉直膝关节，矫正不正（此手术称为胫骨远端截骨术）。该矫正手术可以在内侧副韧带重建之前或同时执行。

对齐也是影响骨关节炎发展的一个因素。膝关节内侧患有骨关节炎的O形腿患者会给膝关节带来更大的压力，由此也会带来问题。使用支具（内侧腔室减压支具）是减轻压力并帮助患者改善膝关节功能的有效方法。如果患者较为年轻，同时膝关节其他部位没有出现关节炎，或者支具治疗有效，他们便是通过手术将重量从内侧腔室转移（胫骨近端截骨术）的最佳人选，从而恢复运动功能。这可能比常规膝关节置换术更适合，因为其效果更持久，而且患者可以继续参与他们在其他手术后无法进行的活动。

对于膝关节外侧患有关节炎而其余的膝关节软骨看起来未受损的X形腿患者，建议也是如此。在这种情况下，如果外侧腔室减压支具对这些患者而言效果很好，则他们可能适合进行手术（股骨远端截骨术）以将重量移回膝关节中心。股骨远端截骨术的效果不及胫骨近端截骨术，但整体来说，这两项手术在使用支具即可缓解症状的患者中效果都很好。

概述：胫股不正畸形

发病率：几乎不可能确切知道胫股不正畸形的发病率，因为并不是每个人都重视不对齐的症状。然而，这种病情比以前认为的要普遍得多。

常见原因：O形腿和X形腿可能是遗传性的，也可能是后天膝关节创伤的结果，或者发生在部分半月板切除后。

典型患者：40岁男性，高中时曾做过内侧半月板部分切除术，现在呈O形腿。或者一名6岁患者，有明显的O形腿或X形腿。

该怎么办：当只是一般的膝关节对齐不协调时，通常不需要寻求特别的治疗方案。而对于有骨关节炎或慢性膝关节韧带问题的患者来说，针对不正畸形的检查和治疗应该是常规检查的一部分。

损伤严重程度：X 形腿或 O 形腿的严重程度取决于负重轴距膝关节中心的偏移距离。如果负重轴明显偏离中心，则受影响的膝关节内部或外部区域（内侧或外侧间室）会承受额外的压力。

治疗选择：使用减压支具可能有助于对因对齐问题而负荷过重的部位进行减压。如果支具能够有效缓解疼痛，则可能需要进行截骨术以纠正对齐问题。

预期疗效：需要进行截骨术的患者通常能够在术后 5～7 个月恢复活动水平。如果他们患有严重的关节炎，则必须避免冲击性活动。

恢复活动时间表：通常，接受截骨术治疗的患者在术后 8 周内必须保持拄拐，不能承受任何重量或仅限最小负量。直到 3 个月后，他们才可以逐渐增加负重。通常在术后 9～10 周后可以尝试驾驶。当经过手术治疗的骨折完全愈合，且患者体力得到完全恢复时，通常在手术后 6～9 个月就能完全恢复活动水平。

脓毒性关节炎

脓毒性关节炎意味着膝关节内有感染。这可能是随机发生的，比如你刷牙时随血液传播的细菌碰巧扩散到了膝关节，或者是身体其他部位感染的扩散。膝关节出现伤口也可能会引发脓毒性关节炎，感染通常发生在手术后，因为手术后积聚在膝关节上的血液可以充当细菌的培养皿（就像一碗汤，里面盛满了细菌繁殖所需的营养物质），当细菌在患者体内循环时，它们便更容易遭遇感染。

如果发生脓毒性关节炎，则应立即进行手术治疗，将细菌和其他杂质在膝关节内冲洗干净。随着时间的推移，细菌中的酶会导致软骨分解，因此应该进行关节镜检查以尽快清除细菌感染。

但是，对于做过全膝关节置换术或部分膝关节置换术的患者，治疗方案可能有所不同。虽然有时假体可以被修复（大部分是在手术后几周到几个月内修复，但修复的确切时间取决于外科医生），但通常必须取出整个假体和固定它的所有黏合物。然后，暂时插入一块含有抗生素的骨水泥垫片，让患者服用 6 周或更长时间的抗生素。等症状和血液检查表明感染已被根除，至少再过 3 个月，患者才可以进行新的全膝关节置换术。二次全膝关节手术的结果一般不如第一次成功，所以最好还是采取预防措施，以避免脓毒性关节炎。医生可能会给你开一些预防性抗生素，它们也可用于牙科治疗和身体其他部位的手术治疗。

概述：脓毒性关节炎

发病率：每 1000 人中约有 0.025 例，美国每年有 8000 例。

常见原因：膝盖周围患有银屑病或撕裂伤的患者可能会引发关节深处的感染。其他原因还包括术后感染。

典型患者：膝盖上有一个伤口或最近做过手术的患者。

该怎么办：脓毒性关节炎被认为是外科急症。如果你的膝盖发热和肿胀，兼有发热和打寒战的迹象，应立即去看医生。如果你最近做过手术，那更要特别留意这些征兆。你可以打电话咨询医生，这样他们就可以推荐最好的治疗方案。如果这个方法不可行（比如恰逢周末），那么你应该去当地的急诊室接受评估。

　　损伤严重程度：所有脓毒性关节炎都非常严重，需要慎重对待。有些细菌对人体的危害极大，几乎所有病例都应考虑通过手术治疗。

　　治疗选择：患有脓毒性关节炎的绝大多数患者都需要进行关节镜检查和清理。一次手术可能还不够，还需要多种程序来清理关节，并结合静脉注射抗生素来治疗。

　　预期疗效：如果脓毒性关节炎得到及时诊断和治疗，大多数患者可以恢复其常规活动。但是对于那些患有脓毒性关节炎已经一段时间的患者，他们的膝关节软骨可能已经受损，这些患者往往无法完全恢复活动水平。对于那些做过全膝关节置换术而发生脓毒性关节炎的患者，需将关节保持在适当的位置并用抗生素对其进行治疗。但是，如果感染已经持续一段时间，在进行新的全膝关节置换术之前，需要移除这些结构并使用骨水泥垫片来代替一段时间。这是一个漫长而脆弱的过程，因此，应该尽量避免术后感染的发生。

　　恢复活动时间表：这取决于膝关节上感染的清除情况。根据感染的细菌类型，大多数患者需要在接受治疗的 2~6 周静脉注射抗生素。在这段时间里，他们必须保持放松，活动不能太激烈，因为活动很容易加重炎症和肿胀，这会阻碍膝关节的恢复。在此期间，患者应遵循医生的指示限制活动量和负重，并在整个过程中保持耐心和信任。如果不幸发生感染的患者进行过膝关节置换术，那么这些部件需要拆除，可能需要几个月的时间才能重新置入这些部件。这意味着，患者在第一次手术后的几个月内不应负重。同样，在这段时间里，患者应该记住，他们的膝关节健康和整体健康都是长期投资过程。他们应该把康复当成一份工作，遵守规则才能得到最好的结果。

炎症性关节炎

炎症性关节炎的症状和表现与骨关节炎不同（见第 46 页）。炎症性关节炎通常意味着关节内壁受到刺激，分泌的酶会导致膝关节出现损伤和炎症（图 3.24）。因此，不只是受伤一侧会发展成关节炎，软骨也会随着时间推移而发生变化，最终整个膝关节都会发展成关节炎（比如在切除半月板后）。最常见的炎症性关节炎是类风湿性关节炎，患者的免疫系统基本上无法再正常发挥作用，但这种关节炎也可能由其他自身免疫性疾病或莱姆病等引起。

有时可能很难确定患者是患有脓毒性关节炎还是炎症性关节炎。一般来说，一次彻底的身体检查，加上 X 线片，通常能给膝关节的状况提供一些线索。在许多情况下，可能需要对膝关节进行额外的 MRI 扫描或 CT 扫描以及特殊的血液检查，以诊断潜在的炎症问题。

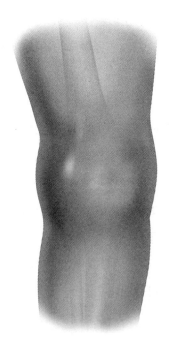

图 3.24　膝关节肿胀、发炎

当患有炎症性关节炎时，患者应尽量减少膝关节的肿胀，配合使用新近研发的抗炎药和风湿病药物，会获得有效的治疗效果。然而，如果膝关节继续肿胀、功能持续下降，患者则需要进行关节镜检查，用手术刀刮除关节内层，即滑膜切除术，以减慢软骨磨损的进展。

概述：炎症性关节炎

发病率：炎症性关节炎有许多不同类型，其中最常见的是类风湿性关节炎。每年约有 130 万美国人患有类风湿性关节炎，膝关节是类风湿性关节炎中最常见的关节之一。

常见原因：蜱虫叮咬、自身免疫性疾病的遗传易感性或其他环境因素。

典型患者：患有多关节类风湿性关节炎的 40 岁女性或被蜱虫叮咬的 35 岁女性。

该怎么做：炎症性关节炎通常最好由家庭医生或风湿科医生诊断。实验室检查通常也很必要，以确定你是否患有炎症性关节炎。如果你被蜱虫叮咬后起了牛眼皮疹，则要注意，这是莱姆病的征兆，应该立即就医并预防之后的并发症。

损伤严重程度：炎症性关节炎的严重程度取决于关节内层的受刺激程度。其范围从非常轻微的酸痛或活动后肿胀，到膝关节内明显的肿胀和发热。对于影响其他器官的炎症性疾病，其严重程度将由受损的主要器官决定。

治疗选择：治疗取决于炎症性关节炎的类型和症状的严重程度。治疗方式包括等待并观察、活动方式调整、特定药物的使用、关节镜检查和清理关节内层。

预期疗效：由莱姆病引起的炎症性关节炎是可以治愈的。其他类型的炎症性关节炎可能是终身的，需要通过药物和外科手术治疗。

恢复活动时间表： 大多数无法治愈的炎症性关节炎患者通常会随着时间的推移而出现活动后发作的情况。炎症发作的时间长短不一，但患者通常能在几天到几周内完全恢复活动水平。

上胫腓关节不稳

上胫腓关节不稳是一个难以诊断的问题。基于此，通常它的发生率高于诊断率。

上胫腓关节是膝关节外侧腓骨和胫骨之间的关节。这个关节的损伤最常发生在体育运动中，尤其是当膝关节屈曲、脚踝伸直时（就像脚踩在汽车油门踏板上的姿势）。通常，这种类型的损伤会撕裂关节后方的韧带 —— 膝关节韧带中最薄弱的韧带，从而导致膝关节外侧不稳定，特别是增加了腓骨头的额外活动性。

这种损伤需要进行固定治疗，以使韧带能够通过瘢痕组织愈合，否则患者可能会出现膝关节失稳。膝关节失稳常见于下蹲时，膝关节外侧感觉好像有东西要从关节处旋出。腓骨头的外旋也可能使膝关节外侧的神经受拉，并导致麻木感以及脚背和腿外侧的麻刺感。在某些情况下，患者可能出现背屈脚踝或足外旋无力的情况。

为了有效治疗上胫腓关节不稳，正确的诊断很重要。诊断通常需要通过临床检查来确认。当患侧膝关节屈曲大约90°时，医生会检查关节的旋转和平移量，并将其与健侧膝关节进行比较。如果患侧旋转得更多并且似乎引起了症状，则通常会指向诊断。由于需要通过旋转动作判断，上胫腓骨关节的

X 线片往往难以提供确诊证据，但片子上如出现增宽的关节间隙则说明损伤情况严重。常规的 MRI 扫描可能会忽略这些韧带的撕裂。

上胫腓关节不稳的另一种诊断方法是通过肌内效贴布（你可能见过专业运动员在关节周围贴很多彩色贴布），将胶带粘贴在腿的外侧，以尝试将上胫腓关节拉回到正常的位置。如果贴上胶带后感觉关节更稳定，同时神经刺激、疼痛减轻，则意味着可以通过手术治疗进一步改善。

近年来，针对上胫腓近端不稳的手术技术已有所发展。当前医学上的共识是，重建撕裂的韧带在恢复功能方面最有效。在过去，有些手术会将关节取出或者进行融合，这会导致更多的问题，往往不太有效。

重建手术最常见的是使用腘绳肌肌腱作为供体或自体进行韧带重建。外科医生将从腓骨钻出一条通道，再从腓骨后面出来，然后进入胫骨，最终落在韧带正常附着的位置。随后将腘绳肌移植物固定在此通道中。手术后，患者通常需要在 6 个月内依靠拐杖行动，不允许任何承重，以使韧带更好愈合。同时，患者应在手术后至少 4 个月内避免下蹲或举重动作，以确保韧带不会过伸。通常，患者可以在手术后的 5~7 个月内恢复全部活动。

概述：胫腓近端关节不稳定

发病率：罕见的损伤，在美国每年不到 5000 例。

常见原因：屈膝且脚踝伸直时坠落。

典型患者：一名 22 岁的男性篮球运动员，屈膝跪倒，脚踝呈跖屈状态。

该怎么办：请尽快预约看医生。如果你注意到任何疼痛、麻木或肿胀之类的警告信号，请前往急诊科就诊。

损伤严重程度：损伤范围从轻度（1 级）到中度（2 级）再到严重（3 级）。

> **治疗选择：** 急性损伤应采用支具辅助，慢性损伤应采用上胫腓关节肌内效贴布辅助和手术措施。轻度损伤（1 级）可能只需要调整活动水平，即在几周内避免运动；中度损伤（2 级）需要通过一段时间的活动限制和拄拐行走；而严重损伤（3 级）应该进行长达 6 周的限制活动，以使韧带愈合并形成瘢痕组织。如果上胫腓关节明显不稳定，则可以进行手术治疗。
>
> **预期疗效：** 大多数患者能够重返高水平运动。
>
> **恢复活动时间表：** 手术后，患者需要 6 周不负重。患者在术后 7～8 周后可以尝试驾驶。同时，在术后 4 个月内应避免做下蹲和举重动作，以防止韧带重建移植物承受太大的压力。完全恢复活动水平通常要到术后 5～7 个月。

胫骨粗隆骨软骨病

胫骨粗隆骨软骨病多见于青少年群体。了解膝关节区域的解剖结构就能为了解这项疾病打下坚实的基础。

从髌骨到胫骨的肌腱称为髌韧带。在骨骺线未愈合的青少年患者的肌腱附着点处，发育中的骨隆起会导致骺板张开。肌腱附着点一般来说并不突出，它被称为隆起。当人快速成长时，腘绳肌可能会紧绷并压迫膝关节前部。这可能导致膝关节承受额外的压力以努力伸直并克服紧绷的腘绳肌力量。由此这可能会导致骺板被拉开，但只在显微镜下可见。随着时间的推移，骺板上会出现一块超大的骨隆起，这是胫骨粗隆骨软骨病的典型特征（图 3.25）。

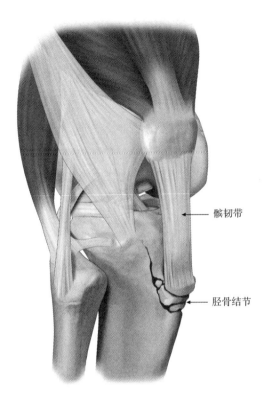

髌韧带

胫骨结节

图 3.25 胫骨粗隆骨软骨病

　　患有胫骨粗隆骨软骨病的大多数青少年经常锻炼身体或参与运动，这使他们的膝关节处于超负荷状态。该损伤主要依靠临床诊断，而不是 X 线片诊断，基于疼痛情况和活动来触诊胫骨结节。补救措施是，避免引起最大刺激的活动，并努力拉伸腘绳肌。通常，通过冰敷、活动方式调整和物理疗法都可以有效地使该区域镇定下来。一旦骨骺线（生长板）停止生长，青少年的胫骨粗隆骨软骨病的症状通常就会消失。在某些情况中，患者在骨骺线上的额外张力会将一块骨头撕裂，在其成年后可能会因髌韧带后方滑囊内的骨块刺激而出现症状。

　　胫骨粗隆骨软骨病很少需要手术治疗。外科手术通常是为了清除那块被撕下来的多余的骨头。通常建议患者先进行物理治疗，之后再接受手术。

概述：胫骨粗隆骨软骨病

发病率： 这主要是影响青少年群体的疾病。据报道，9.8％的12～15岁儿童存在这种情况。该病症在运动人群中占比较高。

常见原因： 在青少年早期，骨骺线（生长板）仍未闭合，但关节却被过度使用。

典型患者： 一名参与越野队选拔赛的14岁男孩。

该怎么办： 为了能够得到适当的治疗和后续咨询，应及时到医院就诊。

损伤严重程度： 胫骨粗隆骨软骨病的严重程度没有特定分类，主要基于疼痛症状。如果疼痛症状比较严重，你应该花更多时间休息并慢慢恢复活动量。

治疗选择： 治疗选择不外乎休息、活动方式调整和物理疗法。

预期疗效： 一旦骨骺线（生长板）闭合，绝大多数胫骨粗隆骨软骨病便会消退，尽管患者的胫骨前部可能仍有一个小肿块。

恢复活动时间表： 恢复活动时间取决于症状何时缓解，这可能需要几周到几个月的时间。

剥脱性骨软骨炎

膝关节剥脱性骨软骨炎通常是由骨骺线（生长板）愈合问题引起的，主要发生在青少年群体中。剥脱性骨软骨炎可能是生长中心（骨化中心）缺乏愈合的结果。如果生长中心没有完全愈合到骨的主要部分下方，患者可能会因为部分或完全分离的剥脱性骨软骨炎而感到疼痛。剥脱性骨软骨炎主要是由软骨下方的骨愈合问题造成，如果骨骼不愈合并且脱落下来，那么将累及软骨表面，这将成为一个更大的问题。

　　剥脱性骨软骨炎最常见的位置是股骨内侧髁的外侧，即在膝关节内侧（图 3.26）。第二常见的位置是股骨外侧髁（在膝关节外侧）。发生在股骨外侧髁的剥脱性骨软骨炎一般更为严重，因为脱落的骨块通常很大。其他病发部位还包括滑车和髌骨。如果患者的一侧膝关节患有剥脱性骨软骨炎，则另一侧膝关节同样患病概率约为 30%，因此医生一般会让患者进行双侧膝关节的 X 线片检查。

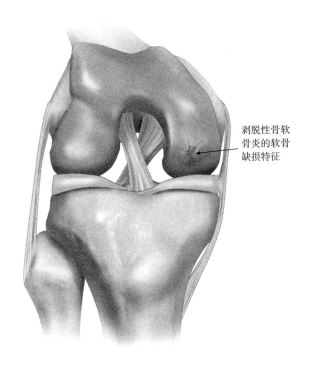

剥脱性骨软
骨炎的软骨
缺损特征

图 3.26　剥脱性骨软骨炎

　　剥脱性骨软骨炎的预后取决于患者骨骺线（生长板）闭合情况。如果骨骺线未闭合，且病变没有部分或完全脱离，那么随着时间的推移，剥脱性骨软骨炎的患处仍然有机会愈合。针对出现这种情况的青少年或学龄前儿童，治疗方案通常是调整活动方式：他们必须停止运动并使用减压支具。医生可能建议做一系列 MRI 检查，以确定是否有囊肿（这会提示这些病变十分严重），以及骨头是否随着时间的推移正在愈合。虽然可以在 X 线片平片上看到剥脱性骨软骨炎病变，但如果不进行 MRI 扫描，通常很难确定它是否正在愈合。

一旦骨骺线（生长板）关闭（女孩在 13～14 岁，男孩在 15～16 岁），剥脱性骨软骨炎愈合的机会就会降低。这些年轻患者的治疗方案取决于他们的症状以及病变是否已分离。症状有轻微的活动疼痛，也有更严重的疼痛和机械性症状，如膝关节交锁，剥脱性骨软骨炎会使膝关节在屈曲和伸直时卡住。

尝试保留膝关节软骨总是更好的选择。因此，如果剥脱性骨软骨炎的病变部位可以被固定在原位而不是被取出，这将带来更好的远期结果。

剥脱性骨软骨炎的手术类型取决于它是否仍在原位，是否部分或完全脱离，病变骨骼是否为一块或是否断裂。碎裂开来的骨骼碎片几乎没有良好愈合的机会，并且这些碎片可能无法被修复。

如果剥脱性骨软骨炎病变部位症状明显，仍处于原位，并且活动调整和使用减压支具后无效，那么医生可能会建议进行手术，包括在病变位置钻孔，通常从病灶外面进入骨头，以此来试图启动愈合过程。

如果病变部分脱落或完全脱落，但主要是一块骨头，而不是很多小碎片，就需要手术来修复。手术通常要做一个小切口，提起病变缺损部位，刮除缺损根部的瘢痕组织，并从骨头撕脱的地方钻孔，以试图最大限度地发挥愈合潜力。外科医生可能会从胫骨近端——骨骺线（生长板）上方获得骨移植物，并使用富含血小板血浆作为膜片材料，从而使骨的愈合机会最大化。这些手术有效率约为 70%。虽然对年轻患者来说，这个有效率似乎不太理想，但无论如何，最好选择都是保留软骨而不是取出缺损部位。

去除剥脱性骨软骨炎的病变骨后会形成一个凹坑，通常需要用同种异体骨移植把骨和软骨重新填满。简而言之，需要从捐献者身上与患者缺失的骨和软骨相同的区域取一块骨，然后将这块骨放到缺失的凹坑中。如果你确实需要手术，你的医疗团队应该检查一些潜在的问题。如果存在问题，应先解决这些问题再进行治疗，否则手术成功率就会低得多。例如，首先应该进行全腿 X 线片检查，以确保患者的腿没有不正畸形且不需要截骨术（请参见第112 页），同时确保膝关节患侧的半月板仍能妥善保存，以起到缓冲作用，并确保胫骨的对侧表面没有任何明显的关节炎。只有当采取了这些正确的程序后，采取同种异体骨、软骨移植治疗膝关节剥脱性骨软骨炎才能较为成功。据报告，该手术 10 年内有效率高达 90%。

概述：剥脱性骨软骨炎

发病率：这种疾病严重影响青少年群体，特别是男孩，因此在年轻的男性运动员中最为常见。在美国，每年的总发病率为每 1000 人中 0.01 例，整体不到 5000 例。

常见原因：剥脱性骨软骨炎的病因尚不明确。这可能是遗传和环境因素共同作用的结果。

典型患者：一名 15 岁男孩在足球练习中出现膝关节疼痛。

该怎么办：获得适当的诊断对早期治疗剥脱性骨软骨炎很重要。这种类型的损伤不是紧急的或危急的，可以在门诊进行评估，除非由于剥脱的骨片卡在膝关节的骨头之间，导致膝关节交锁。

损伤严重程度：这取决于一个人的骨骺线（生长板）是否闭合，以及病变是否留在原位或部分 / 完全脱离。

治疗选择：对于程度较轻的病情，可能需要活动方式调整和支具治疗。对于病变部分或完全脱离的病例，则需要手术治疗。

预期疗效：骨骺线（生长板）开放的青少年仍有潜力愈合，他们可以完全恢复活动水平。患有部分或完全脱离的剥脱性骨软骨炎的患者可能在未来数十年内出现进一步的问题。

　　恢复活动时间表：切开复位并通过移植术进行内固定后，患者通常在 6 周内不应负重。之后，他们可以慢慢地摆脱拐杖。这些病变可能需要 5～7 个月的时间才能治愈，因此患者应在几年内接受仔细评估。应定期进行 X 线片检查，如果条件允许还可以同时进行 MRI 检查以确保手术成功。

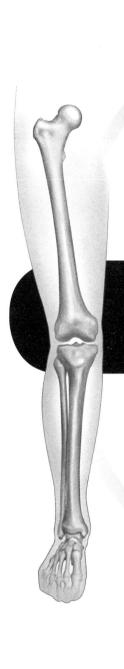

第二部分

关于手术的一切

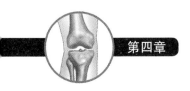

第四章

我应该做膝关节手术吗

何时做手术，何时不做手术，这是一个问题

在绝大多数情况下，除非有生命危险，否则膝关节手术都是一种择期手术。更重要的是，这是你自己的选择（不是医生或其他人的选择），与医疗保健相关的所有其他方面都应如此。只有经过仔细考虑，你才能做出正确的选择。

此时，你已经受伤并得到了诊断；你已经找到了在该膝关节损伤类型和治疗方案方面具有专业知识的医生；也许你已经寻求第二种意见并加以考虑；犹豫更改数次后，你可能已下定决心。如果还没有执行这些步骤（具体来说，如果你没有意识到要考虑或接受第二种乃至第三种治疗意见），那么此时，我们建议退回到那些步骤，依次考虑清楚。决定做手术不是一件容易的事，如果没有仔细考虑，就不应该做出这样的决定。就像你决定购买房屋，接受新工作或结婚一样，选择进行手术也是人生的重大决定。

在这一章中，我们将讨论手术前应该问的问题。我们将描述，哪些因素使外科手术对某些人来说是正确的决定，而对另一些人来说是不正确的决定。

我们还将为你提供有关外科手术的长期建议，或者你决定进行外科手术将会如何影响膝关节损伤的进展。

你应该积极思考关于手术的一些重要问题。了解这些风险、益处将有助于你更好地了解自己的损伤、预后和康复，并能帮助你在护理方面感到更自信和更轻松。

做出决定前

以下是你在做出最终决定之前的重要问题清单。其中一些是许多患者都会考虑的问题，而另一些问题则可能是患者不愿意问而应该问的。通过询问所有这些问题，我们希望你能够更好地理解：手术是否适合你，什么手术可以帮助你恢复，以及手术带来的一些精力和时间成本。

我怎么确信自己得到了正确的诊断

对膝关节进行正确的治疗取决于正确的诊断。首先，要确保你进行了彻底的检查，即接受正确的 X 线片和高质量的 MRI 扫描，以获得准确的诊断，从而可以进一步得到正确的建议。

到了现在，很有可能你已经经历了上面提到的一切。但是，寻求第二种意见永远不会错。虽然每个拥有医学博士或骨外科医生头衔的人的确都是从医学院毕业，但这并不意味着他们的训练、专业知识或者观点都是一样的。同样，可能不存在最好的医生，但是总会有一个最适合你的医生。所以，你不妨试着寻求另一种意见 —— 带上你所有的检查、检验结果和病史向其他医疗保健专业人员咨询。当你了解所有选择后，根据所收集的信息选择你认为的最适合你自身情况的医生和治疗计划。

我的损伤有可能自行痊愈吗

我们常跟患者说，骨外科是一个合乎逻辑的领域。具有特定功能的某个结构损坏后，便失去了原有的功能，它或可自行治愈，或需通过手术进行修复。你可以向医生咨询你的伤情在像你这样的患者身上是如何痊愈的。你的医生应对哪些损伤可能会自行改善、哪些损伤需要手术干预有一个清晰的了解。

我们在第三章已经对不同类型的损伤进行了详细的分析，并提出了不同的治疗方法。你的膝关节损伤是否会愈合很大程度上取决于医生的诊断。因此，这再次强调了第一个问题的重要性：你得到正确的诊断了吗？从正确的诊断开始，你可以了解你有哪些选择，每种选择有怎样的治疗效果。

我的膝关节功能需要恢复到什么水平

假设你的车引擎出了问题，突然间最高时速就不能达到 120 英里 / 时了，只能达到 85 英里 / 时。但如果只是在城里驾驶，那里的最高限速是 50 英里 / 时，那么在这种情况下，你无须修理汽车。当你和你的医生探讨治疗膝关节损伤时，思考过程可能与之类似。哪些功能已经失去？它将如何影响你现在和将来的日常生活？同时，考虑一下你的个人活动水平，你想做什么以及需要多少活动量才能回到日常活动的乐趣之中。然后，你和你的医生可以确认所需功能的缺失程度，向医生了解哪些损伤无须手术即可治愈，哪些损伤通常需要进行手术，这将使他们能够针对你的具体情况来提供治疗建议。

让我们对比看看两个患者，咪咪和米娅。她们两个都以类似的动作撕裂了前交叉韧带。但是她们两个都应该通过膝关节手术修复吗？答案并不一定。

咪咪是一位 75 岁的女性，她的日常活动包括照料花园和偶尔做做水中有氧运动。而米娅今年 16 岁，全年参加体育运动。咪咪没有太多理由进行前交叉韧带重建：因为一旦进行了手术，她将不得不开始大规模的康复过程。因此，咪咪选择不做手术，因为她的大部分日常生活都不一定需要功能完整的前交叉韧带。而米娅则需要一个正常的前交叉韧带，因为她的运动需求和活动水平都很高，因此手术对她有益。

做手术的决定不仅取决于损伤的情况，还取决于患者的年龄和生活方式。记住，即使有人做过同样的膝关节手术，但这并不一定意味着手术就适合你的情况。当然，个体化的治疗不仅仅与患者的年龄和性别有关。例如，我们不会以完全相同的方式对待所有 50 岁的男性患者。每个人的爱好、活动水平、职业和总体功能目标都是独一无二的，在决定最佳治疗方案时应该将所有这些因素都考虑进去。

手术或者不手术，我患关节炎的风险会受影响吗

另一个需要考虑的复杂因素是骨关节炎。关节炎是不可逆的。骨关节炎没有治愈的方法，一旦患病，便可能会导致进一步的问题。因此，最好是通过及时治疗损伤来预防关节炎，或者将关节炎的患病风险降至最低。

此时，年龄成为"手术或不手术"问题的重要决定因素。从逻辑上讲，你受伤的时候越年轻，身体处于这种创伤后状态的时间就越长，关节炎就有更多的时间发展。因此，我们对年轻患者的建议往往比对老年患者的建议更激进或更具侵入性。比如，采取手术治疗任何无法愈合的完全性韧带撕裂，以及进行半月板撕裂修复，而不是进行半月板切除术或取出受创的半月板。半月板作为抵抗关节炎最重要的防线，保留它是保持关节健康的最佳措施。取出半月板通常会加剧关节炎的发展，并导致膝关节不稳定。另一个导致关节炎发展的因素是时间，这就是我们不建议年轻患者摘除半月板的原因，因为他们未来会有更多时间发展为关节炎，而去除老年患者的半月板则危害相对较小。

我的身体情况可以进行手术吗

一个必须考虑的因素是身体的整体健康水平。由于膝关节手术是择期手术，因此我们必须从整体上考虑手术的风险和益处。一旦知道了关于手术或不手术对膝关节健康的影响，就必须考虑该手术对整个身体的影响。你是否足够健康，可以承受手术带来的压力？你是否足够健康，可以在手术后痊愈？因此，通常你的医生需要了解你的主要器官（肾脏、心脏、肺和肝脏）的健康状况，以及你是否患有其他可能使治愈复杂化的疾病，如糖尿病等自身免疫性疾病。你的外科医生将会请你先进行术前检查，以评估这些因素（请参见第141页）。

手术的替代方法是什么？先进行物理治疗有用吗

物理治疗几乎是所有膝关节术后康复的重要组成部分，无论是作为主要疗法还是作为手术的辅助手段。为了获得最佳效果，必须努力恢复肌肉力量、活动水平和良好的肌肉控制。如第三章所述，有些损伤可以通过物理疗法有效治疗，而另一些则需要通过手术修复。一般来说，创伤越大，单独的物理治疗就越难产生积极的结果。

获得成功结果的可能性是多少

这个问题很难评估且由多种因素决定。损伤越严重，结果的可预测性就越差。有些膝关节损伤很复杂，如果通过有经验的外科医生来治疗，结果可能会好很多。另外，你的整体健康发挥着重要作用。健康问题较少、体重正常、避免术后风险行为的患者恢复效果更好。最后，遵医嘱的情况以及你在康复中投入的精力将极大程度决定你能否获得最佳治疗效果。

现在，90% 的骨外科医生非常自信他们的手术将 100% 完美，效果绝对惊人，仿佛他们是宙斯的直接后裔。但是，手术不一定总是 100% 起作用。一些患者的手术有可能无法完全成功：术后膝关节可能无法完全恢复稳定性，疼痛也可能无法得到完全缓解。或更糟的是，手术对你的疼痛或失稳没有任何帮助。不幸的是，这些不成功都存在可能性。手术并不能保证解决你的问题。不过，既然你选择了进行手术，就不必过于担心。因为你已经对自己的伤痛和选择方法做了足够多的功课，应该对预后保持乐观。

恢复期会是多久

这也是非常主观的，具体取决于你的损伤情况和整体健康状况。一些手术和损伤的恢复期在很大程度上受疼痛限制。也就是说，如果没有疼痛，你几乎可以立即进行所有活动，疼痛决定了恢复期有多长。一些复杂手术可能更花时间，并且需要大约长达 3 个月时间来恢复患侧膝关节负重、活动范围并消除肿胀。无论如何，手术后会有一段时间的疼痛，而对应治疗将会帮助缓解。

如你所见，手术并不总是所有问题的答案。当你不得不在手术和更保守的方法（如物理疗法）之间做出选择时，就需要多番思考才能决断出最佳结果。首先要明白，对于每个人来说，并没有千篇一律的正确决定，每个患者都有自己正确的决定。你的健康最终还是取决于你自己。不像过去——医生走进病房，告诉你诊断结果以及要怎么做，然后就离开了。现在，患者比以往任何时候都更能掌控自己的医疗保健知情权和选择权。医生旨在为你提供各种选择和依据，以帮助你选择最适合的治疗方案。

有关治疗的常见问题

接下来，我们将介绍有关手术本身的一些基本问题。你需要提前与医生探讨的主题包括使用自体移植（你自己的组织）和异体移植（供体组织），以及使用的麻醉类型（局部麻醉和全身麻醉）。

手术包含哪些过程

首先，你将被麻醉，外科医生会使用锋利的刀片切开你的皮肤，之后可能还会使用电钻、锯子或两者都用，来以一种特定的方式切开你的骨头，然后用螺钉、缝合钉和其他固定设备来修复移植骨、骨折或松散的骨头碎片。过程好比在你的身体上进行木工操作。当然，在手术过程中，你不会有任何感觉，因此请不要太害怕。但是，在某种程度上你会在手术后体验到所有这些工作的效果。更多关于不同类型膝关节损伤的手术细节，请参见第三章，更多关于手术当天的细节，请参见第六章。

开放式手术和关节镜手术有何区别

详细解释起来就是，执行骨科手术有两种基本方法：①切开一个足够大的切口以直接看到需要修复的结构，这被称为开放式手术；②做一个较小的切口，大小足以将镜头（关节镜）或工具安装到膝关节中，然后利用摄像机在屏幕上提供的图像来进行手术，这被称为关节镜手术。关节镜检查是在关节内部进行的，同理，膝关节镜检查是在膝关节内部进行的（参见第4页）。因此，一些发生在关节外的损伤，如外侧副韧带撕裂、内侧副韧带撕裂、胫骨近端骨折等不能在关节镜下进行治疗。关节内部的大多数损伤都可以通过关节镜进行，但不是全部。这取决于损伤的具体类型、复杂性以及需要执行的操作。如果你不清楚，问问你的医生为什么他们要这样或那样做，他们会很乐意向你解释。

什么是同种异体移植与自体移植

移植物是一块组织，用来重建撕裂或损坏的组织。外科医生通常使用自体移植或同种异体移植。自体移植是从你自身获取的组织，然后使用在其他部位，例如使用你的腘绳肌肌腱重建你的前交叉韧带。

同种异体移植是使用来自他人（捐赠者）的组织。该组织进行过灭菌处理，以将感染和不良反应的风险降至最低，它同样被用于重建或替换受损的组织。通常，异体移植物再次撕裂的发生率较高，特别是在年轻人中。研究表明，40 岁以上的患者同种异体移植物和自体移植物的再撕裂概率差不多。如果患者小于 40 岁，则通常建议采用自体移植。

在手术技术使用或移植物类型方面，我是否可以自行选择

简而言之，这取决于你的外科医生。有些外科医生偏爱一种特殊的手术技术或方式，包括移植物类型，而且他们可能不适应使用其他不同的手术方式。举一个日常生活中的例子，假设你是苹果品牌设备使用者，你的手机是苹果系统，你的电脑也是，其他产品也一样。现在，假设在你要公开演讲的前一天晚上，你得到一台微软 Windows 系统电脑，并被告知要使用它完成演讲。当然，你仍然可以解决问题，但是如果使用 Mac 系统，你的效率将会更高，并且可能会表现得更好。和你的外科医生开诚布公地讨论，了解他们倾向使用的技术，他们的理由是你做出明智决定的关键。

手术期间我必须睡觉吗？我有什么麻醉选择

这是一个涉及多种因素的问题。手术通常有两种方式：①在睡眠状态即全身麻醉下进行；②清醒状态即使用局部麻醉对手术区域麻木，同时结合监测麻醉护理。这取决于你的手术类型，以及潜在的风险因素。针对你的手术可能两种麻醉方式都适合，也可能只能选择其中一种，但一般来说，这两种方式都是可以考虑的。

与你的外科医生讨论你的选择，但最终决定权归于手术当天的麻醉师。手术当天与麻醉师会面是一个很好的时机，对方可以回答你关于这个话题的其他问题，也可以交流你的偏好。

一般来说，全身麻醉是指给你注射药物让你入睡，然后对你实施插管以帮助呼吸。全身麻醉是一个很好的选择，因为你可以在手术期间睡过去。全麻后你会处于瘫痪状态，这对外科医生来说更有帮助，操作起来更方便。同样这对高度焦虑的患者也有好处，因为手术过程中他们会更镇静。尽管如此，插管虽然安全，但并非没有风险。

另一种选择是使用局麻药或神经阻滞药（将麻醉药直接注入神经周围，这样你就不会在手术区域感到不适），然后进行监测麻醉护理，也就是给你注射药物让你放松，但你不会睡觉，而且不用插管。这种方法对于控制疼痛非常有效，因为它将药物直接作用在神经上，所以你在过程中不会有任何知觉。它还能避免插管带来的风险，让你全程保持清醒。另一方面，与全身麻醉相比，你通常不会那么放松或处于更镇静的状态，有时这将增加外科医生的工作难度。神经阻滞药也可能有非常严重的风险，包括永久性神经损伤。

值得注意的是，选项有更多的讨论空间，不是非黑即白。你可以采用结合性的方法：全身麻醉和局部麻醉，通过神经阻滞或在手术部位周围注射麻醉药物来使该区域麻木。

请咨询你的外科医生关于你的麻醉选择，以及他们所认为的最佳选择。

手术后我的膝关节会多疼

很多药物可以帮助缓解疼痛。但是，手术终究是有损伤的。疼痛是主观的，并且因人而异。但是根据经验，术后第三天、两周和六周是我们用来描述疼痛目标的常见时间标记。由于麻醉药的消退、身体的反应以及其他许多因素，第二天和第三天通常是疼痛的高峰期。

手术后第二天，你醒来后可能会感觉良好。由于剩余的麻醉效果或神经阻滞作用，你可以移动身体并接受物理治疗。但很快这种良好感觉就会消失，特别是在第三天，你感觉就像被卡车撞到一样。疼痛本应该在那天开始温和地消退，但是因为你每天都更活跃一点，疼痛可能会保持相对稳定。不过，情况还是有所改善的。如果你每天移动得更多，但疼痛是稳定的，这意味着你正在好转。术后两周通常是你开始感到疼痛明显好转的时间点，或者是你已经基本摆脱了剧烈疼痛的时间点。六周后，大部分的疼痛会消失，仅剩下酸痛感。

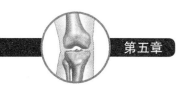

第五章

术前检查清单以及为什么有这么多检查项目

手术日之前会发生什么

在我撕裂前交叉韧带和半月板之前，我从不害怕利器和血。大约在我手术前一周，运动医学课上老师给大家播放了一段前交叉韧带重建手术的视频，并将重建膝关节的工具分发给大家。

我觉得自己应该没问题，我观看了部分视频并观察了工具。但是很快，我就被手术的复杂性、细节以及结构的脆弱性弄得不知所措。脑海里不禁想象，我昏昏欲睡躺在手术台上，外科医生用手术刀和剪刀割开我的膝关节。尽管是我自己的父亲主刀，我还是感到非常脆弱。

我吓坏了。

我讨厌这样的想法：无法真正醒着或无法完全理解我的膝关节将如何重新组合在一起。我害怕自己不能帮助或者参加到手术中，事实是我确实无法帮助自己。我讨厌完全由别人来掌控我。我拄着拐杖一瘸一拐地走出教室，躲在一个壁橱里，直到视频播放结束。

我的父母就是我的外科医生和物理治疗师，损伤发生前后，我从来没有觉得我需要问那些普通人可能会问的问题。面对这两个世界上对我照顾最周到的人，我也不应该有什么疑问了吧？

但随后，就在我接受麻醉之前，我感觉到了巨大的焦虑和对未知的恐惧。我感到恐惧突然出现，眼泪止不住地流了出来，呼吸变得短暂而急促。我的父亲，也是我的外科医生，被我吓了一跳。前一秒我还什么事都没有，这时我为什么哭？开玩笑还是别的什么原因？我无法回答他，因为我自己都不知道答案。

回想起来，当时觉得在课堂上看视频可能会有收获，但我现在知道，虽然我试图更多地理解和学习手术过程，但这并不是正确的路径。我希望能问更多的问题，更具体地知道将会发生什么，什么时候会发生，以及怎么发生。最重要的是，我希望能记录下更多手术相关的细节，我希望能采取预防措施，用更切实的方式增强我的身体，这样我就可以从一开始就避免损伤。

我很高兴当时自己并不知道要恢复有多困难。我对自己能重新站起来有着极其乐观的信念和令人难以置信的积极态度，也正是因为这些，我认为我能够尽快地恢复过来。我可以每天早上5点起床，6点开始接受物理治疗，可以带着微笑一瘸一拐地走在走廊上，也可以放弃那个赛季篮球队的荣誉成员身份。到目前为止，恢复所需要的精神韧性是整个过程中最困难的部分，当然也包括实际的损伤。我总是期待，学会走路、跑步、踢足球的那一天就快到了，对于能做到的下一个重大突破，我总是离它只有几步之遥。这让我挺了过来。

不得不说，《实习医生格蕾》（ *Grey's Anatomy* ）帮我消磨了不少无用的思绪。虽然它里面充斥了血腥和尖锐。

——耐克公司洛杉矶办事处数字专家朱莉娅·肯尼迪（Julia Kennedy）

现在到了你将要进行膝关节手术，但医生还没拿起手术刀的时刻。在这个重要的日子到来之前，还有一些障碍需要跨越，还有一些关卡需要打通。这些任务，即术前检查清单，就是本章的全部内容。

你看过那些药品广告吗？广告里的患者总是以一副热爱生活的神情，告诉你这种药有多神奇，它是如何治愈他们的疾病，帮助他们走向美好人生。然后在最后，他们飞快地列出了一长串清单，列出了这种神奇药物可能带来的大约50种副作用。手术前的一天我们也会如此这般，像推销画外音一样絮絮叨叨。我们不希望匆匆略过这些潜在风险，而是希望你多花点时间了解这些事项。因此，医生会专门与你讨论手术相关的风险，并最终获得手术的知情同意。简而言之，术前检查清单是为了使你明确该手术的风险，以将其降到最低程度，同时还会告知你有哪些备选方案，它们的优劣势都是什么，让你成为一个完全知情的患者。

该清单常常使患者感到恐惧和困惑。经常，我们会收到"为什么我需要更多的血液检查？我刚刚已经做过了呀"或者"我的体重（吸烟、糖尿病）与膝关节手术有什么关系"诸如此类的问题，它们非常普遍，本章就旨在回答这些问题。在阅读时请注意，我们描述的某些内容（如检查、化验等）对于每种类型的手术而言都不尽相同。例如，接受单独前交叉韧带重建的患者可能比接受膝关节脱位手术的患者有着更短的术前检查清单，因为膝关节脱位不仅需要重建韧带，还要进行涉及血管和神经的手术。清单也因患者而异。例如，一名16岁的健康高中生运动员可能只需做一项血液检查，而一名78岁患有心脏病或糖尿病的男性患者进行手术之前可能需要进行多项检查和化验。话虽如此，我们希望这里的解释不仅能让你明白术前准备包括什么，更重要的是，什么时候进行以及为什么要做。

步骤 1：术前检查

在动手术之前，你需要接受另一位医生的检查，通常是内科、全科或家庭内科的检查。为什么我需要与另一位医生预约？你可能会问。

如前所述，超过 90% 的膝关节手术都属于择期手术，也就是说，你可以自行选择手术时间，因为你不会马上面临死亡或功能衰退的危险（正如第三章所讨论的，有时损伤会影响血液供应或导致感染，这些是紧急情况。然而，大多数情况不会如此紧急）。不像你那极度自信的骨科医生试图让你相信的那样，重建你的前交叉韧带或置换你的膝关节虽不是关乎生死或国家安全的问题，但你的安全仍需要优先考虑。由此，你应该与医生就手术的风险和益处进行详细的交流。

让我们从基础开始。手术的风险与你的整体健康状况有着内在的联系。因此，术前检查是一种健康状况检查，也是一种"适合手术"检查，旨在明确你是否有并发症的风险。

你可能会问："为什么我不能让我的外科医生来做健康检查呢？"的确，在某些情况下，对于大多数健康、无不良病史且没有明显问题的患者，你的骨科医生就可以进行术前检查。但是，许多患者还同时患有其他非骨科疾病，因此需要其他专科医生进行相应的检查。

肯尼迪医生的叔叔吉姆经常取笑肯尼迪医生的父亲（他父亲也是一名骨外科医生），说他"不是真正的医生，只是一名骨科医生"。这听来虽然有点刺耳，但有一点是事实：在现代美国医学中，医生正在成为他们所选择领域的专家（大多数骨外科医在医学院班级中名列前茅或以非常优秀的成绩毕业）。如果你问肿瘤医生（癌症医生）他们会用什么钢板和螺钉固定胫骨平台骨折，他们可能会很困惑地看着你，而骨外科医生会给你多种选择并指导你完成整个过程。反过来，如果你向骨科医生询问化学疗法新药物的作用机理或与之相关的副作用，他们也不得不去网上搜索答案。我们非常幸运能够找到非常出色的骨科医生来实施手术，但是同时也需要你找到合适的医生来完成诊疗工作。对于术前检查，通常最好去找你的初级保健医生（全科医生）这样的通才，除非你怀疑自己患有较高风险的疾病或有其他需要更专业医生进行评估的特定问题（心脏病专家评估心脏问题，内分泌专家评估糖尿病、甲状腺或其他内分泌问题，肺部疾病专家评估肺部问题）。

以下便是医生可能要求你做的术前检查。他们大多会要求你做一个从头到脚的评估。你可以向医生进一步询问他们希望你做的每个测试背后的原因。

肺部

显然，呼吸功能是非常重要的一项功能。大多数手术都需要插管，也就是在你服用了使你入睡和麻醉的药物后，医生会将一根管子插入你的喉咙以帮助呼吸。考虑到这一点，接受手术的患者的呼吸状况非常重要。

体检和听诊　如果你没有任何已知的肺部疾病，则可能只需要进行简单的检查。你的医生将用听诊器听你的肺部声音，并询问最近你是否有过呼吸困难。吸烟情况也是一个考虑因素（这关乎你的皮肤状况、感染等）。吸烟将在后面的章节中讨论，但这里要说明的是，吸烟对术后愈合和保护身体免受感染非常不利。所有尼古丁产品都有这样的风险。术前请尽量戒烟。否则，你的医生很有可能会拒绝给你手术。

胸部 X 线片（胸片）　大多数患者都要接受胸部 X 线片检查，既可以确保术前没有任何问题，也可以作为术后胸部情况对比的参照。由于手术会增加肺栓塞（肺内血凝块）和肺炎的风险，所以进行基线 X 线片检查能使医生知道你的肺部在健康情况下的形态。

肺功能检查　若怀疑患者存在慢性阻塞性肺疾病或哮喘等问题，很可能需要进行肺功能测试。这些基本测试可以确定肺部的功能状况，即你能吸入和呼出多少空气量。每个人的情况都不一样，有些人呼出空气的能力会弱于吸入气体的能力，任何一项功能出现问题，都将使接下来的步骤很棘手。若肺部存在严重问题，可能需要患者先去看呼吸科医生 / 胸外科医生。

心脏

由于需要麻醉，与手术有关的创伤以及恢复过程，都会给心脏带来更大的压力。因此，务必确保你的心脏没有手术禁忌才可以进行手术。

体检和听诊　心脏情况可以通过多种检查确认，常规的胸部检查是必不可少的，如用听诊器听心跳。医生会询问你很多关于心脏或胸部的情况，比如活动时是否胸痛、心悸（感觉心跳加速或抖动），以及活动时是否有明显的呼吸短促（这可能是肺部的问题，但也可能与心脏有关）。如果你还年轻且身体基本健康，没有任何病症，那么很可能只需要进行常规心脏检查。如果你有已知的心脏病或相关的症状，则可能需要进行更详细的检查，甚至可能需要心脏病专家的帮助。

心电图　电视剧里心电图在脑卒中发作时的广泛出镜已经让人们认识它了。然而，心电图不仅在患者疑似心脏病发作的紧急情况下被命令执行，在病房也常进行心电图检查。心电图检查是一种测量心脏电活动的测试。为使心脏正常跳动，你的心脏要依一定方向和顺序传递电脉冲。在心脏病发作的情况下，这个测试可以显示出什么部位的电活动不正常——不仅能识别出有问题，还能指出问题在哪里。出于术前检查的目的，该测试可以发现更多细微的基线异常，这些异常可能在旅途中或在手术中引起问题，比如缺血性损伤（动脉粥样硬化、糖尿病等疾病导致心脏供血不足所引起的变化）。心电图将确认你的心脏以适当的频率和节奏跳动，可以承受手术。你的初级保健医生就能完成心电图检查，而不需要去看心脏病专家。

压力测试　心电图异常、活动时胸痛等症状，或已知的心脏病，最终都需要进行更多的测试，比如压力测试。这些测试很复杂，但它们的总体目标是增加心脏负荷，或通过在跑步机上锻炼，或通过服用药物。然后，医生会给你做心电图或超声心动图（心脏的超声检查），以明确对心脏施加压力是否会引起诸如功能恶化或损害等问题。这些测试可以帮助确定你的心脏是否可以承受手术的压力。

皮肤

皮肤检查可以用医生最重要的工具之一——眼睛来完成。皮肤视诊常用来评估感染迹象或感染风险。手术区域附近有伤口或割伤的人可能处于风险之中，因为这些都是潜在的感染源。此外，慢性疾病也可能暗示着愈合能力的潜在问题。糖尿病、肾脏疾病、肝脏疾病、血管疾病、吸烟和其他慢性疾病通常会导致康复受影响。对于愈合能力不好的人来说，由于多种原因，骨科手术可能没有意义。首先，患者需要修复的结构可能不会愈合。其次，手术需要做一个切口，同样需要愈合。如果愈合不佳，切口则会由于发生感染发展为慢性伤口，这是一个真正的大问题。

药物

个别患者有一份他们每天服用的药物清单，其中一些可以继续服用，而一些则需暂时停止服用。例如，如果你服用的是转化酶抑制剂（如赖诺普利），医生会在手术当天早上让你服用。大多数抗凝剂（如华法林、利伐沙班、依诺肝素、肝素和氯吡格雷）需要在手术前几天或几小时停药，以最大限度地降低出血风险。另一种需要注意的是糖尿病药物：通常在手术当天将其减半或进行剂量调整，以尽量减少手术期间和手术后的大幅度血糖波动。再次强调，你要将你的口服药都告诉你的医生。医生会告诉你可以吃什么、怎么吃。

步骤 2：术前实验室检查和客观测量

实验室检查可以显示很多有关患者整体健康状况的信息。对于许多患者而言，几乎不需要实验室检查，而对于健康状况较差的患者，多次测量可能会有所帮助。你的医疗团队会在手术前让你进行一些特别重要的实验室检查。只有结果正常或符合预期，才能继续进行手术。异常或意外的结果可能需要进一步检查，甚至是推迟或取消手术。

血型与血交叉

血型与血交叉是任何接受大型手术项目的人都会进行的血液检查项目。它可以识别你的血液类型以及与你的类型兼容的血液类型。为什么这是必要的？手术固有的风险之一便是出血。只要切开你的皮肤，你就会流血。好消息是，大多数膝关节手术不会大量失血，最常见的失血量也少于 500 毫升。然而，无论有多小的风险，你都有可能流血过多，导致你的血液水平降至需要输血的水平。在第 152 页，我们会讨论如果你的宗教或个人信仰阻止你接受输血会发生什么。现在，你只需要知道，这项实验室检查能帮助医生做好准备，以应对需要输血或输血液制品的情况。

全血细胞计数（CBC）

全血细胞计数有助于确定血液中诸如血红蛋白、白细胞等成分的水平。这样就确立了一个基线值，以便术后再次检查这些值以进行比较。举例来说，如果担心你存在感染，医生可以在术后再次检查你的 CBC，并将你的新白细胞水平与术前水平进行比较。同样，如果你在手术中失血过多，医生担心你的血液量太少，便可以检查你的血红蛋白水平并将其与术前水平进行比较。

生化全套（CMP）

这是一组多结果检测值，指示你的恢复能力以及肾脏和肝脏总体功能。CMP测试将测量你体内的钾、钙和钠水平。这些分子又被称为电解质，是人体中的矿物质。它们具有电荷，对许多身体功能都非常重要。当一切顺利且身体健康时，我们体内的电解质就处于平衡中。如果你的水平太低或太高，则表明可能哪里出现了异常。

CMP测试还可以检测肝肾功能，通过检查两种化学物质的水平来实现，即血尿素氮和肌酐。肌酐是肌肉新陈代谢产生的化学废物，通常由肾脏过滤，然后随着尿液排出体外。肌酐高水平表明肾脏功能不正常，这可能是整体健康状况不佳的并发症，同时提示术后的康复能力可能会受到损害。CMP还包括肝功能测试，例如，丙氨酸转氨酶（ALT）、天冬氨酸转氨酶（AST）以及其他有助于描绘肝脏健康状况的检测。实际情况要复杂得多，但从简单的意义上说，这两种实验室值都与酶有关，或其他体内执行特定生化反应的分子。

并非所有患者都要进行这些测试，但是它们在特定情况下可能会有所帮助，比如对已知糖尿病患者的肾功能进行评估。但你可能会疑惑，为什么膝关节手术会影响肾脏和肝脏？原因是手术对身体的创伤会刺激全身炎症反应以促进愈合，同时也会影响你的体液水平，因为你会失血并分泌大量的体液。

在手术期间和手术后，如果你住进了医院，则很可能需要进行一段时间的静脉输液。所有这些液体必须通过肾脏过滤，因此需要使肾脏处于正常状态。肝脏错综复杂地参与了康复过程，并且也参与了多种药物的代谢，比如阿片类药物（镇痛药）和泰诺。因此，良好的肝肾功能对于成功进行手术至关重要。

糖化血红蛋白

这项测试主要是针对糖尿病患者，或其他特殊情况（如长期服用类固醇类药物），又或对血糖控制有顾虑的人群。糖在体内消化和利用的细节将不在本书中过多展开，我们只为大家简短介绍一下。糖化血红蛋白值是 3 个月内血液中糖代谢平均水平的量值。其正常水平低于 5.7，糖尿病前期介于 5.7～6.4，大于 6.5 就会被诊断为糖尿病。

当你进食时，糖被摄入并最终通过消化吸收到血液中。然后，糖可以从血液中被吸收到细胞内并用于产生能量，或以许多不同的形式存储起来以备后用。如果你的身体不能正确地从血液中去除糖分，则会引起一系列问题，从而影响肾脏功能、神经功能、血管等。当进行骨科手术时，特别要注意的是，当你的身体血糖控制不佳（血液中的血糖水平很高）时，你的愈合能力会受到影响。再加上细菌碰巧喜欢糖，意味着那些糖化血红蛋白水平高的人感染的风险也更高。至于确切的可手术数值，很大程度上是主观的，取决于外科医生。多项研究指出，糖化血红蛋白值在 8 或 8 以下的水平是可以进行手术的（对许多糖尿病患者来说，将糖化血红蛋白降至 7 并不是一个容易实现的目标），同时也可以显著降低感染风险并避免住院时间延长等不良后果。由于这些数值限制，糖尿病患者如果想要做膝关节手术，就应该进行饮食和药物治疗，以保证对血糖水平的充分控制。

抗甲氧西林金黄色葡萄球菌（MRSA）测试

青霉素的发现彻底改变了我们治疗感染的方式。但是，此后它也彻底改变了细菌。抗生素是一把双刃剑：随着科学家在为治疗感染提供药物对措方面做得越来越好，细菌反过来也进化出了应对这些抗生素的抵抗力。有一种抗药性很强的细菌，从你当地的健身房到你口袋里的钱，乃至在你的皮肤和鼻子上都很常见，它就是 MRSA。这种葡萄球菌对某类抗生素具有耐药性，因此需要使用其他药物进行治疗。虽然可以被治疗，但它是一种侵袭性细菌，你仍要避免它感染到膝关节。如果你感染的风险较高，并且要接受某些类型的手术，比如膝关节置换术，你可能需要进行鼻拭子检查。如果你的测试呈阳性，意味着体内有该细菌（这是相当普遍的），你需要在术前接受为期 5 天的鼻内抗菌软膏治疗。

体重 / 身体质量指数（BMI）

实际上，这不一定需要实验室测试来测量。但是，这同样是一个客观标准。考虑到其重要性，我们将其列在此处。BMI 是一种计算方法：你的体重（千克）除以身高（米）的平方。体重过重可能是出现感染、血栓、愈合不良和手术效果不佳的另一个风险因素。在第十章中，我们将讨论体重管理，尤其是涉及膝关节健康的问题。体重也是外科医生可能会严格限制的一个因素。一些外科医生会选择不给 BMI 超过 40 或 45 的患者做手术。

炎症标志

通常术前不会进行炎症标志的检测，但它们可以说明问题。炎症标志，顾名思义，是你体内炎症的征兆。常见的炎症标志有红细胞沉降率（ESR）和 C 反应蛋白（CRP）。这些标记物可能来自多种原因，如损伤、疾病和感染。像大多数实验室测量一样，这些水平是高度可变的，且因人而异。因此，在术前获取体内炎症的一些基线值对你的手术团队会有一定参考价值，如果他们担心你可能存在诸如炎症等并发症时，就可以将你术前的基线值与彼时的检测数值进行比较。尽管这些标记并没有明确指出什么问题，但它们可以提示一些需要进一步检查的情况。

步骤3：术前与你的外科医生和手术团队会面

术前检查是手术前所有检查的结果，包括多次检查、体格检查、测试和实验室检查。而会面则是手术的后勤保障工作最终敲定的时刻，包括签署知情同意书、决定何时何地进行手术以及有关手术当天的基础要求（手术日相关细节请参见第六章）。在这次会面中，你要请医生评估你的术前医学检查结果，以确保能够顺利进行手术。最后，也是最重要的，这是你询问所有剩余问题的最佳时机，因为手术日是一个繁忙的日子，你几乎没机会问任何问题，更不用说记住答案和新的信息。

知情同意

在最基本的定义中，知情同意是患者需要签署的文件，以证明本人同意接受手术，并确认自己已了解将要进行的手术。换句话说，就是在说："是的，我被告知了关于我的情况和手术治疗的信息，我愿意做手术。"提供者将与你进行讨论，并尽可能多地解释有关该手术的详细信息。他们将介绍需要做的事情及原因，并彻底列出有关手术的利弊。这样，你就可以确定，收益是否大于风险。

提供者应该是外科团队的成员。他们可能是主刀医生、医生助手、执业护士，或者（如果在教学医院里）可能是住院医师。我们建议，在填写此同意书时，请与一名经过验证的外科团队成员一起填写，而不应与其他员工（如在诊所工作的注册护士）一起填写此表格。因为如果要给你做手术，外科团队成员应该向你解释手术的利弊。此外，为了使你完全理解，外科团队的成员应确保你的问题得到了适当解答。

知情同意书涵盖你所关心的各个方面。首先，最重要的是，你应该了解所采用的手术类型以及原因。请记住，在第三章中，关于如何治疗损伤有很多选择（手术和非手术）。至此，你已经决定进行手术了，但是你应明确了解为什么要使用特定类型的手术。你不需要了解所有细节，但是你应该知道为什么你做的是部分膝关节置换术而不是全膝关节置换术，或者为什么你要用自己的髌韧带而不是捐献的移植物来进行重建（更多关于手术类型和可以考虑与医生讨论的话题，请参见第 141 页）。

所有骨科手术都涉及四个主要风险因素：①感染；②对周围结构的损伤；③需要再次做手术；④持续的疼痛或其他使你再次做手术的问题。

感染　尽管感染相对罕见，在膝关节手术中发生率只有 1%～2%，但它是最令人担忧的，因为它会把一个规模较小和操作简单的手术变成一场噩梦。因此，你可能会问，感染听起来对手术很不利，我们应该如何预防感染？前面我们已经讨论过一些：吸烟者可以戒烟，糖尿病患者可以确保控制糖的摄入量，肥胖患者可以努力保持健康体重。然后，你的手术团队可以给予更多直接性的帮助。在手术的前一天晚上和当天早上，一些外科医生会要求你用特殊的肥皂洗澡。医生通常在手术过程中使用预防性抗生素，有时在手术后也会适当使用。而且手术本身是在无菌环境中进行的。你将在第六章中详细了解手术室。

损坏周围结构　对周围结构的损坏很罕见，但这是手术的固有风险。最常见的是，小血管或浅表神经受到损伤。有的人可能没有什么影响，有的人可能会出现皮肤麻木。较少见的是，较大的局部结构（如较大的静脉、大动脉或主要神经）可能会受损，从而导致并发症。这实际上是不会发生的，而且在很大程度上是可以避免的。不过，这仍然是一种风险，因此术前做出有根据的明智决定至关重要。

需要再次手术　这确实有可能会发生。比如手术可能无法解决你的问题，或者你将来可能会遇到其他问题。以前交叉韧带手术为例，在你 20 岁的时候，你可能进行了一次完美的前交叉韧带手术，这使你恢复了良好的功能和稳定性，并维持效果数年。但几年后，移植物再次撕裂。因此，术前也要询问以后需要再次手术的风险。

持续的疼痛或其他问题 另一种可能性是你在 50 多岁患上了骨关节炎，因此需要进行全膝关节置换术。你希望膝关节手术能解决你的症状，并尽可能长时间地改善和缓解症状。然而，"尽可能长时间"往往不是永远。

接受输血 知情同意书的讨论还包括，如果你失去太多的血液并需要输血，你是否愿意输血或输成分血。如果你选择不接受输血，这是你的特权，那么你需要另外签署一份声明以证明这一点。手术团队也有其他方法来应对低血容量水平。

照片和视频 你是否愿意让别人在你的手术过程中拍摄照片和视频，也属于知情同意的一部分。这一项只存在于研究所或教学机构，私人诊所不能拍摄和录制视频。你的照片、视频和护理的任何方面都是保密的。它们只是你医疗记录的一部分，不能共享 —— 只有一个例外，那就是它们可以在某些教学医院的研究环境中使用。在这种情况下，患者信息将被保密，并且必须删除任何可以识别出患者身份的信息。带有具体案例的研究有助于推动该领域的发展并改善对未来患者的护理。

主刀医生的参与 在签署知情同意书时，需要一起讨论的一个新问题是，主刀医生是否会开两台手术。他们可能全天都有手术安排，因此要在两个手术室进行手术。如果是这样的话，这也意味着在你的手术过程中，可能某段时间你的主刀医生是不在场的。这种情况更可能发生在有多位住院医师或研究员协助手术的学术机构，但也有可能发生在私人诊所中。

最近，公众已经注意到一个事实，即有时主要步骤并不是由主刀医生完成的。在手术的关键过程中，你的主刀医生必须在手术室里，但这也通常意味着在一些非关键的时刻他们不在手术室里：手术开始，当你接受麻醉，并被实施体位摆放时；从麻醉中苏醒并转到麻醉后监护病房时；最后缝合伤口时。手术中的关键方面各不相同，但通常包括入路、骨准备和移植物置入。如果你对此还有其他疑问，则应向外科医生询问手术的关键细节，涉及的操作人员以及时间。

麻醉　麻醉的内容将以表格的形式进行讨论。麻醉师将在手术当天与你会面，并就风险和益处与你讨论交流。

手术日信息

在预约手术前，你要尽可能多地了解手术当天的情况：何时到场、穿什么衣服、当天的日程安排，以及大家想知道的事情 —— 你什么时候可以回家。

大多数医疗团队都会给你发送涵盖手术信息的数据包或网站地址，来通知你时间和地点。报到时间取决于你是第一台，还是最后一台，这之间可能相差很长时间。在你被推到手术室之前，鉴于手术当天还有很多事情需要处理，你的报到时间通常应比预约时间早几个小时。

这再次成为患者提出问题的绝佳时机，这些问题包括"这会造成损伤吗""我需要休息多长时间"。你应该尽情提出任何疑问或想法，因为等到真正手术时你就没有时间咨询了。

步骤 4：居家准备

许多患者想知道："在我决定做手术到进行手术的这段时间里，我能做什么，不能做什么？"让我们从不应该做的事情开始。

吸烟和任何尼古丁产品

要知道，你的医生不是来评判你的生活习惯的。你的生活就是你自己的，你可以自由地做出自己的决定。话虽如此，从纯粹科学或客观的角度来看，尼古丁不利于治疗。它会降低骨骼、肌腱、韧带和皮肤的愈合能力。最后一点意味着术后可能会发展为慢性伤口，从而增加感染的风险。一言以蔽之：抽烟使你面临许多风险。许多外科医生会要求你在手术前戒烟或至少减少吸烟次数。请记住这一点。

抗凝药物

华法林、利伐沙班等抗凝药物可防止你的身体形成血凝块。通常，对于患有心房颤动（一种心跳异常）或体内易于形成血凝块的患者，这些药物会有所帮助。但是这些药物会使你出血更多。在手术中，当使用手术刀和工具穿过组织和骨骼时，就会出血。因此，如果你在服用抗凝药物，则需要在手术前至少停止服用 5 天，然后在手术后恢复服用。同样，确切停服的天数将取决于具体的手术类型，这也是你需要和手术团队以及初级保健医生讨论的话题，他们会在手术前几天帮助你管理药物服用。如果你正在服用华法林，这一点尤其重要，因为医生需要做一些额外的血液检查，以确保你的凝血功能在一个可接受的范围内，然后再继续手术。

接下来再来讨论你可以做什么。

调节膝关节

就像你不想在没有任何训练的情况下参加马拉松比赛一样，你也不想在膝关节很糟糕的情况下接受膝关节手术。你可能会问，它不是已经很糟糕了吗？这里的状况指的不是实际的力量和耐力，而是身体状态，这与你的炎症状态和活动范围有关。手术后要立即克服的最困难的两个问题就是肿胀和僵硬（活动范围减少）。你在手术前做越多事情来缓解这些症状，预后效果就会越好。术前应使你的膝关节保持镇定，尽可能减少肿胀，活动范围尽可能大。

许多外科医生建议患者接受一些物理治疗以在术前帮助完成这些任务。如果你有时间和资源（金钱或可纳入的保险范围），那是值得的。手术前和手术后的大部分物理治疗都可以而且应该在家里进行。必须掌握正确的练习方式，然后一次又一次地坚持练习，并将其与 RICE 法相结合（请参见第 25 页）。

控制糖分的摄入

前文已经对此进行了详细讨论，但我们想再次强调控制好血糖水平的重要性。不只是手术前的几天和几周，更要注意手术的前一晚和当天早上。如何服用糖尿病药物也应在你的术前预约中讨论，一定要咨询所有关于你正服用药物的问题，并对服药计划有一个全面的了解。

保证充足的水分和营养摄入

你的身体因手术即将要遭受巨大的损伤。你必须补充营养和水分以使身体恢复健康。这在手术前和手术后都一样重要。在准备手术的几周和几天内，尝试吃健康、均衡的饭菜（请参见第十章），并保持充足的水分摄入。手术前的一个晚上，要吃一顿丰盛的晚餐并喝大量的水，因为手术当天的早晨你必须禁食禁水（NPO[①]），换句话说，当天早上不能吃喝。

好好休息

晚上睡个好觉，尽量不要紧张，甚至不要去想手术。至此，你已经完成

---

① 这是一句拉丁语，"nil per os"，意为"口中无物"。——著者注

了所有术前检查清单，选择了一支优秀的外科团队，并制订了计划。明天将标志着恢复过程的开始，由于疼痛的减少和术后膝关节稳定性的改善，你将变得更加活跃。考虑到这一点，数羊、冥想，或者做任何能让你睡个好觉的事情吧。明天是重要的一天！

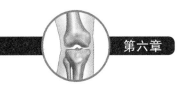

第六章

手术日

女士们先生们，正式比赛时间到了

这一刻终于到了。你的膝关节疾病已持续数天、数周、数月乃至数年的时间，今天是迈向康复的重要一天。然而，手术日可能会使许多患者焦虑，因为他们从未见过手术室的内部，也不知道会发生什么。缺乏理解和信息会引起很多恐惧，尤其是在医学界。正因为如此，我们在本章会给大家提供一个指南，介绍一台典型的外科手术是什么样子的，以让你的参考画面不再是《实习医生格蕾》中的场景。这一章和书中大部分内容一样，都旨在告诉你：这只是一个举例，实际经历可能会因你的外科医生或手术类型而略有不同。但我们希望这一章至少能让你对手术当天的情况有一个基本的了解。

早上起床

你的手术准备从前一天晚上就开始了，要享用一顿丰盛的饭菜再睡个好觉。但是，从午夜开始，你就需要禁食禁水。此处可引用电影《宿醉》(*The Hangover* ）的台词："别碰它，甚至不要看它。"原因？如果你的胃中有食物，那么在被实施麻醉和随后的插管过程中，胃内容物会因刺激而被呕吐出来，从而造成所谓的误吸：食物或胃内容物从胃进入呼吸道。这会导致你的肺部出现异物，引发感染（肺炎），甚至可能使你患上重病。我们想告诉患者的是，手术的疼痛、康复和操作方面的问题都不是什么大问题，但是非手术并发症，如吸入性肺炎，将会带来真正的重大问题。

误吸的危险很大。这意味着你不能在手术当天早上吃任何东西。想想之前关于风险和收益的讨论：如果你突然将误吸的风险（可能导致肺炎、重症甚至死亡）与能够改善膝关节功能的好处进行比较，那吃早饭也就不值得你去冒险。因此，在这种情况下，务必不要进食。哪怕是你的丈夫从巴黎街头带给你的羊角面包，或是你的妻子为你提供了连名厨鲍比·弗莱（Bobby Flay）都嫉妒的煎蛋饼，还是高级咖啡师为你倒了一杯美味的意式浓缩咖啡。这些都不值得。

说到这里，你可能有点困惑，那药物呢？这个规则有一个例外：你的药物。并不是所有的药物都是日常必要的，但有些却是必须服用的。一定要和你的外科医生谈一谈，这样你就能确切地知道手术当天早上应该服用哪些药物，以及应该持有哪些药物。你可能会问："那我应该如何服下我的药物？"通常来说喝一小口水以帮助你吞咽即可。

在医院或手术中心登记

在你克制住进食的冲动之后，接下来你会出现在医院或外科中心的登记区，你应该已经收到了相关信息指引。这时，你需要遵循著名教练文斯·伦巴第（Vince Lombardi）的规则："即便你提前了 5 分钟到场，实际上你已经迟到了 10 分钟。"这个准则在你的手术当天尤其重要。不管你的方向感有多好，准备有多充分，事情都很容易偏离正轨。你拐错了弯，迷失在了建筑群中，走着走着突然发现已经迟到了 15 分钟。即使是晚了一点点也会成为手术当天的大问题。记住：你不是那天唯一被安排做手术的人，迟到会影响你和其他人的手术安排，所以请准时。

术前区域

找到前台并签到后，你将被带回等待区。在那里，你需要脱衣服。这部分要特意说明一下，以让你做好准备：脱衣服意味着脱光衣服，然后穿上轻薄的手术服。进入手术室的外来衣物越少，越能保持环境的无菌状态。如果这让你感到不舒服，最好在手术前一天和你的医生交流。在某些情况下，患者被允许穿内衣。不过，手术服仍可能是唯一被接受的着装。

穿上你的手术服后，你将在术前室等待一些人过来找你。这些人通常是你的外科医生或外科团队的成员。他们通常很匆忙，会再问你几个问题并画上手术部位标记：将他们的姓名缩写或主刀医生的姓名缩写画在将要实施手术的部位附近，即在你的左膝关节或右膝关节处。现在是你回答一个关键问题的时候了，"你同意吗？"你需要与你的医生再次确认你需要手术的部位。虽然你可能认为弄错手术部位这种情况不会发生，但在骨科手术的历史上，的确存在几次给患者做错部位的手术。这是罕见且难以发生的，但并非不可能。这时你的任务就是随时提醒他们，确保你醒来后不会有尴尬的谈话。

你还将与麻醉小组会面。他们会与你讨论将要使用的特定麻醉类型，过程中要问你一些问题，获得答案之后，他们便会开始实施麻醉。如果你只接受全身麻醉，没有局部、区域麻醉或神经阻滞，那么你可能会服用一些苯二氮䓬类药物，最常用的是咪达唑仑，目的是帮助你在手术过程中感到放松或困倦。

如果需要进行神经阻滞，也将在此时执行。神经阻滞的目的是使用某种药物使特定神经麻木或失去感觉，通常在超声引导下进行，将一根导管置入需要阻滞的神经周围，然后缓慢地打药，从而阻断该神经的功能。膝关节手术中常被阻滞的神经有股神经（支配大腿和膝关节前部的感觉）、坐骨神经（一根粗大神经最后分成多个分支来支配腿后部以及膝关节外侧的感觉）、隐神经（支配膝关节内侧感觉）。神经阻滞麻醉可以一次性使用大剂量的药物，作用持续8～24小时，也会持续作用几天。你可以带一个装有麻醉药物的小塑料球或泵回家，在疼痛的时候按压一下开关。

手术室（OR）

在手术前的最后准备工作完成后，你就该被推到手术室了。你将会被放置在一旁的准备床上，此时你应该已经被麻醉了。当你到床上时，可能会被套上发网或手术帽（如果你之前尚未获得）。然后，当你被推到手术台旁边的房间时，手术室团队将向你介绍自己。

当你进入房间时，你将被安置到另一张床上。这张床不是你的手术床，而是漫长灭菌过程中的又一步。此时，麻醉团队将努力让你入睡。是在把你放到手术台上之前还是之后进行这一步，通常是由麻醉师决定的。然而，即便你清醒到能记住以上这些，在他们让你数到10之后，后面的事情你肯定什么也记不住了。因为那时药物已在你的血管中流动，将你带入梦乡。

然后医生和护士开始摆手术体位。根据你所接受的手术类型，你可能需要稍微偏向一侧，膝关节或屈曲或伸直，又或把腿放在支架上或悬在床的一端。随着医学多年的发展，每一种体位的操作都很完善，每个外科医生也都有自己的偏好。团队的所有成员都会按照主刀医生希望的方式进行手术，以使一切运转顺利。

体位摆好后，接下来就是外科手术准备或消毒过程。如果你看过《实习医生格蕾》《良医》（*The Good Doctor*）、《芝加哥急救》（*Chicago Med*）、《实习医生风云》（*Scrubs*）这些电视剧，你很可能已经知道，手术室是无菌环境，它们被要求尽可能清洁和无菌。实际上也是如此。

手术室里的团队成员

你的手术团队就像船上的船员。操纵船舶到目的地需要多人协作，同样，手术也需要多人合作才能完成。所有在手术室中的人都是这个团队的成员，他们都为了一个共同的目标一起工作，那就是让你的膝关节手术得到最好的结果。

外科团队的成员通常包括：

- **护士（水手长和记录员的结合体）**：他们负责这个房间的安排。要确保一切正常运转，跟进所有人和事——从记录工具、设备和移植物的数量，到管理哪些人员在什么时间应出现在手术室里。

- **洗手护士（船上技工）**：此角色负责手术中使用的工具。他们熟练掌握一切手术所需的工具，从如何将钻头组装在一起，到外科医生下一步所要求的确切类型的角度牵引器。

- **麻醉师（领航员）**：他们负责确保手术顺利进行。他们通常待在无菌窗帘的另一侧，确保你无痛且呼吸良好。如果你被注射一些温和的镇静剂或被实施局部神经阻滞，始终处于清醒状态，那么他们会确保你尽可能地保持放松和无痛。如果你已插管并入睡，他们将确保你的呼吸正常且体态良好。他们可能是手术室中最重要的人，要保证你的手术尽可能地正常进行。因此，应始终遵循他们的建议。例如，如果他们说你最好在手术期间入睡，请尝试这样做。

- **医生助手（相当于大副）**：他们负责帮助外科医生操作手术。他们都有一双熟练的手，辅助你的手术顺利进行，不留下任何并发症。

- **住院医师和研究员（舵工）**：只有当你在教学机构或有住院医师及奖学金的医院时，这些人才会出现。住院医师是医学博士，他们从医学院毕业，通过考试，并接受了获得职称所必需的培训。他们正在接受培训并努力成为一名技术娴熟的骨外科医生。他们也将参与手术的实施过程，根据自身的培训水平和技能以及病例的困难程度，他们会在主刀医生允许的范围内执行不同程度的手术操作。请放心，没有人会允许他们做任何自己不擅长的事情，而且他们一直都会在上级医师的指导下进行操作。医学研究员在此过程中也迈出了职业生涯的重要一步，现在正在接受特定的亚专业培训。

- **主治外科医生、顾问医生或首席外科医生（相当于船长）**：所有这些头衔意味着同一件事。这个人是你选择的这场手术的掌舵者，在术前所有会面和检查之后，是你选择去信任的人。他们将是你在手术过程中做出关键决定的人。他们必须留在房间里，以对手术的所有关键步骤做出相关决定。在私人诊所里，他们就算不是完成全部操作，也要完成大部分的工作；而在教学中心，他们执行所有对于住院医师或其他人来说过于高级的步骤。

此外，参与手术的每个人都受 1996 年《健康保险流通与责任法案》（HIPAA）的约束，不能向任何与你的手术无关的人分享任何信息。在那个房间里发生的事情就像是一场机密会议，他们只能和你、你的家人或你特别交代过的人交流。

首先要清洁手术部位，通常包括要剃掉切口处附近的所有体毛。这是在手术当天完成的，不需要你自己操作。因为如果你在术前割伤自己，会增加感染的风险。接下来，手术团队使用某种清洁的抗菌材料（如酒精或氯己定）来清洁该区域。然后，他们开始用手术单覆盖手术切口以外的所有区域，这一步需要通过手术团队中已经清洁过手部的成员来完成。

手术室成员在进入手术室之前必须做什么？请放心，你的团队将竭尽全力使自己和房间保持干净、无菌。首先，每个进入手术室的人都必须戴上口罩和手术帽，没有例外，即使有人只是探出头来问个问题。任何做准备工作的人，在患者无菌后需要触摸患者的话，都要先洗手。

过程如下：首先，需要去除所有首饰，如戒指。然后，成员需要用外科手术专用肥皂来擦洗双手。肥皂通常带有一块海绵，海绵的一侧有刷毛，并带有一个清洁指甲缝的尖头。完成清洗的过程需要几分钟。然后，他们有两种操作，可以选择其一。①举起双手，超过腰部以上，不用手或手臂触摸任何东西走进手术室，有人会给他们无菌毛巾，以便他们擦干双手；②或者在洗手后，将它们擦干，然后进行干擦洗 —— 将高浓度的酒精或抗菌剂放在手上，然后不触摸任何东西进入手术室。

此时，房间里的第一个人（通常是洗手护士）以无菌的方式自行穿上长袍和手套。在那之后，一些已经完全无菌的人会帮助其他人穿上长袍及戴上手套，每个人都要穿上一件无菌的长袍并戴上手套。洗手护士同时需要确保周围的其他区域皆是无菌的：所有的桌子上都覆盖上无菌单，所有的灯都套上无菌手柄罩等。

需要强调的是，如果有人在自己的长袍上沾上了一些非无菌的东西，这个人必须把所有东西都换掉再重新开始，即使是在手术进行时。因此，你的团队必须非常清楚什么是无菌的，什么不是。

一旦做好了消毒准备和覆盖，手术团队就会执行核对，这类似于航空领域的飞行前检查清单。主刀外科医生将确保每个人都停止正在做的事情，并核对检查病例的要点。外科医生或护士长会说出患者的名字、出生日期，明确手术过程和要实施手术的一侧，并确认他们都看到标示正确手术部位的标记。他们还会说明其他方面，包括抗生素和每个人都应该意识到的手术风险。当一切都完成时，执行核对的人会询问手术室中的每个人是否同意。只有所有人都同意，手术才可以继续。

根据手术的难度和潜在的并发症，完成手术所需的时间是不确定的。基本步骤包括切口和入路，或切开组织到达目标部位（关节、韧带、肌腱等）。然后，手术医生将在受损的结构上操作。最后，缝合伤口以使其闭合。这一过程可以用不同类型的缝合材料来完成。最后一层，即你的皮肤，可以用缝线或缝合钉来封闭。缝合线可以埋藏也可以暴露。埋藏的缝线会自然溶解，以后不需要被拆除，而暴露的缝线和缝合钉待愈合后则需要被拆除。

最后，你会从麻醉中慢慢醒来，如果手术是在你醒着的时候完成的，你将在手术室中停止被使用镇静剂。如果需要膝关节支具，它会被安放好，然后你会被转回你进入手术室之前的准备床上，再从那里转移到麻醉复苏室。

麻醉复苏室（PACU）

PACU 又被称为恢复室、补充室，或简称为唤醒室。这是你在接受麻醉后醒来的地方。在这里你通常需要接受静脉注射镇痛药和液体——一种电解质和水合物的混合物来恢复状态。就像刚刚完成了一场大型比赛，你此时需要补充一些运动饮料。

你将继续接受监测，以确保你在摆脱麻醉引起的雾蒙蒙之感时没有任何不良反应或并发症。PACU 中的团队通常由护士和麻醉师组成，他们将监测你的心率、血压、体温和意识情况。如果有什么问题，便会在现场开一个快速会议，以相应商讨治疗计划。

通常，手术团队的一名成员会过来检查，以确保你的身体部位都能活动并恢复感觉。你很可能不会记住这一步，因为在这个阶段你仍然会感到很混沌。同时，当你在这个房间里苏醒时，手术团队会找到你的家属，或者带你来做手术的人，又或者你允许团队与之交谈的人，来告诉他们手术的进展。

术后护理说明

在这里，手术团队也将做出最终决定，以确定康复旅途的下一站，也就是说，不管是回家（最后一站）、重症监护室（长途旅行第一站），或住院部（旅行中途停留），对于多数患者来说，这都是最后一站。膝关节手术通常是一个门诊手术，一旦你的疼痛得到良好的控制且变得稳定，你就可以回家了。确保你或照顾你的人已收到手术团队的特定术后护理说明。外科手术的日子就像一阵旋风，你和你的手术团队都会继续忙碌于接下来的事。离开医院之前，请确保你知道接下来该怎么做。

他们应该会和你面对面交谈，让你拿一些轻松的科普读物回家，它包含了一些基本的术后注意事项，并为你提供一个在出现问题时能及时咨询的联系人。它还提供了一些参数来解释可能出现的问题。尽管你的术后说明可能已经足够详细，但还是得强调以下需要提防的危险信号：

发热 手术后1～2天的发热通常意味着你需要使用呼吸机来辅助扩张肺底部。具体来说，是一种诱导性肺量计，是一种深呼吸装置。它能帮助你扩张你的肺部，加强功能，以防止肺部感染。

术后立即发热并不总是一个可怕的征兆，但你的团队需要了解这一情况的缘由。手术后几天发热提示可能出现肺炎，手术后7～10天发热提示可能出现伤口感染。

手术切口周围的红斑（发红） 在切口周围有一团柔和的粉红色是完全正常的，就像你的脸颊上有一点红晕。但是，如果手术几周后，你的切口发红、疼痛、发热，这是不正常的，尤其是当切口随着时间的推移变得更红、更热时。如果你的切口最初看起来很好，呈浅粉色并且正在愈合，但突然在第 14 天左右，它比红辣椒更红、更热，那么这个问题就需要紧急联系外科医生或者去急诊室就诊。

疼痛不合规律　这其实很难定义。疼痛规模和疼痛耐受性通常是主观的。而且，鉴于你刚刚做过手术，你的外科医生或许会将创伤定义为"微创"或"没什么大不了的"。但这毕竟是手术，刀子切开了你的膝关节，穿过皮肤、脂肪、肌肉，甚至骨头。你的身体受到了相当大的创伤。所以，疼痛不合规律的意思是其与你所经历的创伤不成比例。举例来说：如果手术后，你需要每天服用一些羟考酮来镇定缓解疼痛，而这些药却一点作用也没有，你还在痛苦中挣扎，那就表示疼痛不合规律。这种疼痛可能是骨筋膜室综合征、感染或血栓形成的迹象。

为了让你了解非正常疼痛，这里再做解释说明。请注意三天规则：平均而言，术后第三天通常是疼痛最厉害的一天。这可能是多种原因造成的，比如麻醉（全身麻醉和局部麻醉）作用需要一天或更长时间才能完全消失。再加上你通常在第二天或第三天开始增加运动量，并且你的饮食也会诱发疼痛。不过，疼痛不是避免活动的借口，你应该在合理范围内尽可能多地活动。

气促　一般情况下，突然呼吸急促，尤其是在你还没有做剧烈活动的情况下，是令人担忧的。呼吸急促可能意味着你的肺部或心脏出现问题，或两者都有问题。术后的确会有心脏病发作或肺栓塞的风险，肺栓塞是身体其他地方的血凝块（很可能是腿）到达肺部。这些都是紧急情况。如果你感到呼吸困难，请前往当地的急诊室就诊。

住院治疗：普通病房或重症监护室（ICU）

如果你正在接受一个需要短期住院的手术，或者你有需要住院的迹象，如生命体征问题或无法控制的疼痛，那么你将被送往住院部观察或治疗，去哪里取决于你需要的护理水平。需要住院的择期性膝关节手术患者中约有99％将住进普通病房。普通病房通常在有更多常规护理的医院楼层。但是，如果你需要额外的护理，则需住进ICU。

不要被ICU吓一跳，去那里并不意味着你会死亡或有大麻烦，只是意味着你暂时需要的照顾比普通病房所能提供的更多。最常见的原因是气道问题。由于你没有摆脱麻醉引起的雾蒙蒙之感，没有达到预期恢复效果，呼吸不正常，因此需要继续插管。需要插管就是进入ICU的重要指标，而不是通过预付款来预定床位。需要持续插管的时间通常很短，不到24小时，但这完全取决于症状和复苏情况。

另一种去ICU的缘由是需要持续的心脏监测。这可能是由更严重的原因（如心脏病发作）或更常见的原因（如心律不齐）引起的。心律不齐是指你的心脏电活动异常剧烈，从而导致你的心脏跳动不正常。如果你有任何问题，请务必去咨询。这是你的术后护理，你有权知道正在发生什么以及为什么自己要被这样对待。

如果你的情况没有危急到需要住进ICU，则可以进入普通病房。在那里，你将继续输液，并接受疼痛治疗。你的外科医生或其团队成员很可能会来共同探讨手术中的一些照片和X线片。在术后的第一个晚上，你的主要目标是喝大量的水，吃一顿好饭，休息。

虽然医院是患者休息和恢复的场所，但它终究不是度假村，不是用来放松的。你可能会被频繁进出房间的人们所打扰，并睡在比水泥地舒适不了多少的床上。我们想向患者强调，医院是为患者和急需护理的人服务的。健康的人不应该长期住院，他们应该尽快回家或前往专业的护理机构或康复机构，以便在康复过程中有一个良好的开端。

考虑到这一点，满足四个基本条件，术后你就可以回家了：

- **口服镇痛药可以很好地控制你的疼痛吗？** 还是不用任何静脉注射药物就能将疼痛保持在稳定的水平？

- **你能排便或排气（放屁）吗？** 由于麻醉和镇痛药的使用，术后便秘非常普遍。考虑到这一点，排便不是必要的标志，而排气是肠道功能没有急性问题的重要标志。

- **你能小便吗？** 由于麻醉，这也很难做到，因此你的小便状况需要在手术后进行监测。老年人通常会有排便问题，需要对其监测以查看是否需要导尿（将一根管子插入尿道，从膀胱中导出尿液）。

- **你能安全地四处走动吗？** 当离开病房，决定你接下来要去哪里的选择部分取决于你的生活状况 —— 你是独自一人，还是与配偶或与家人同住等。你的医疗团队希望出院后你能够安全地进行日常活动。医生、护士，有时是理疗师会监控你的运动情况来做出评估。大多数患者在膝关节手术后表现良好，并且有能力回家。然而，一些患者 —— 特别是老年人，回家后并不方便和安全，因此他们需要在康复机构或专业的护理机构再做短暂停留。

手术后的第二天，你的团队将与你开始合作来实现上述这四个目标。你的医生可能需要做一些调整来明确阿片类药物（通常是曲马多和羟考酮）和非阿片类药物（泰诺）的剂量，从而帮助有效控制疼痛。外科团队和护理人员也会通过提供饮剂和药物（如番泻叶）来帮助你排便。

当你住院时，许多医院也会安排你与物理治疗师见面。后者将教授你一些康复练习，了解你的家庭环境，并确保你回家时行动安全。如果你不被允许回家，或者你选择去康复机构或专业的护理机构，那么大多数医院都会有社会工作者帮助你完成康复过程。这些社会工作者将与你会面，了解你的目标以及你对场所和设施类型的偏好。然后他们会帮助你联系相关机构。这可能是一个相当烦琐的过程。但是，考虑到这些都能够帮助你进一步康复，也值得一试。

出院

当你准备出院时，无论是回家还是去相关机构，你都要与医生进行离开前的会面（请参见第 165 页）。外科团队的一名成员将告知在你下次回访之前需要做什么。他们会讨论一些你应该注意的问题，同时向你建议一些可以尝试的活动和锻炼。所有这些都应该包含在你将会带走的文件里，里面应该有一个可供联系的紧急电话号码。

以下并发症很少见，但至关重要。我们当然不希望你离开时还带有以下问题，以防万一，还是有必要了解。

- **氧**。如果呼吸困难，或者氧气含量不足，则可能需要携带供氧装备回家。但是，这种情况不太可能发生，并且通常只在你患有潜在的肺部疾病（如慢性阻塞性肺疾病）时才会需要关注。
- **外周或中心静脉置管**。还有一种可能是，如果你患有已知的感染，无论是在术前还是在术后感染，医生将在你的四肢或胸部插入导管，以进行静脉内药物治疗，如在膝关节术后感染后使用抗生素。
- 通常**尿潴留**不会被认为是一个问题，但它确实有可能发生，更常见于老年男性。如果你在做手术前后不需要导尿，那你离开时也不必如此。而一旦有这种问题，你离开时可能需要带上装备，以辅助导尿，直到你的膀胱功能恢复。麻醉、药物和整个手术过程都能让你的泌尿系统暂停，就像肠胃系统一样。如果出现这种情况，你将根据需要留置导尿装备，并在门诊与你的医生进行随访，以便及时实施医疗干预来解决这个问题，直到膀胱功能恢复。

在讨论过所有你关心的问题并得到答案之后，你就可以离开医院了。在第三部分，我们将继续介绍康复过程。

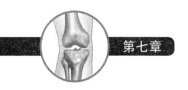

第七章

常用药物

　　本章主要介绍膝关节手术后需要服用的药物清单。我们将详细介绍你可能会遇到的大多数问题，并说明为什么医生要给你这些药物，以及药物的作用是什么。我们还将提到服用后可能会产生的一些副作用以及与之相关的并发症，以及正确服用药物的重要性。请记住，所有药物都对你的康复起着重要作用，如果以不正确的方式服用它们（如服用过多或过少），可能会导致身体虚弱甚至出现毁灭性的后果。因此，请遵从医嘱，如果你感到困惑，请向医生提出你的问题。

　　医生给你开具的特定药物和剂量是有针对性的，这取决于你的病情、健康状况和做过的手术类型。

阿片类药物

常见的给药方案：

羟考酮按需每 4 小时服用 5～10 毫克（这是前几天的用量，几天之后将减少用量）。

曲马多按需每 6 小时服用 50～100 毫克（与羟考酮的声明相同）。

氢吗啡酮按需每 4 小时服用 2～4 毫克（与羟考酮的声明相同）。

大多数人都听说过阿片类镇痛药（镇痛是指控制疼痛）。阿片类药物可用于缓解疼痛，主要作用于大脑和脊髓中的阿片受体。你可能会被开具一些适合自身情况的处方药：羟考酮、奥昔康、氢吗啡酮、羟考酮和对乙酰氨基酚合剂（Percocet）、曲马多和吗啡。具体用什么药并不是那么重要，因为它们都有相似的作用。重要的是要知道，这些药物非常强效，确实有上瘾和依赖的风险。不仅如此，当剂量足够大时，它们还可能导致呼吸抑制或不适（干扰呼吸），甚至造成生命危险。它们还会引起一系列虽不至于危险但麻烦的副作用，比如便秘、恶心、头晕、呕吐、食欲不振等。考虑到这一点，患者需要谨慎使用阿片类药物，并且只能按处方使用。

这些药物总是用于治疗突发性疼痛，也就是说，它们被用来帮助你度过膝关节手术后早期的急剧疼痛。手术会造成创伤，所以一般术后患者总会有些疼痛和不适。如果你的疼痛到了影响正常活动的程度，无法完成一些重要的活动，比如物理治疗或者日常活动，这时你就应该服用阿片类药物。其他选择还包括非阿片类镇痛药（泰诺），或者根据手术使用非甾体抗炎药（塞来昔布、萘普生、布洛芬）。我们稍后将讨论为什么使用这些药物是有争议的。你在手术后使用任何一种药物之前都应该征求外科医生的意见。此外，应仅在必要时使用这些药物。当不再有疼痛感或明显痛感时，可以停用这些药物。服药时间范围通常不超过几周。

对乙酰氨基酚（泰诺）

常见的给药方案：

按需每 6～8 小时服用 1000 毫克；每日最大总剂量为 4000 毫克（针对肝脏和肾脏指标正常的患者）或 3000 毫克（针对年龄较大的患者或肝肾功能下降的患者）。

这种药物是非阿片类镇痛药，通常是术后疼痛的首选治疗药物，因为它与阿片类药物相比副作用更小，其成瘾和依赖的风险也要低得多。

但是，这种药物并非没有风险。泰诺可引起一些良性副作用，比如恶心、胃痛和食欲不振。它还会引起严重的副作用，即肝毒性，可能对你的肝脏有毒副作用。如果服下足够大的剂量，可能会导致肝脏突然衰竭。因此，遵循医嘱十分重要。医生会给你开具一定剂量的药，并告诉你不要过量服用。剂量取决于一些因素，比如你的基本肝功能、体重和整体健康状况。如果你饮酒，你的基本肝功能会发生改变（这也是治疗后的禁忌，见第 192 页），所以你应该向外科医生明确推荐剂量。对于大多数成年人来说，一般服用规则是一日内不超过 3000 毫克，每 8 小时不超过 1000 毫克。这些药物只能在疼痛需要的时候使用。服药时间范围通常只有几周。

非甾体抗炎药（NSAID）

常见的给药方案：

塞来昔布按需每天服用 200 毫克。

布洛芬按需每 6～8 小时服用 400 毫克（每天最多 3200 毫克）。

萘普生按需每 6～8 小时服用 220 毫克。

非甾体抗炎药是主要通过阻止炎症级联反应而发挥作用的药物，从而有助于减轻肿胀、疼痛和不适感。其中包括塞来昔布、布洛芬和萘普生。这类药物与泰诺相似，但与阿片类药物相比，它们的副作用更少，并且成瘾风险较低。然而，这类药物在骨外科界仍是争论点。

虽然从理论上讲，在术后能阻止炎症的药物似乎听起来不错，但并非所有的炎症都是有害的，并且在手术后某些炎症也非常有必要，因为它能将愈合调节剂带入手术部位以辅助愈合过程。实际上，研究表明，抗炎药与某些骨科损伤（如骨折）的愈合减弱有关。具体来说，非甾体抗炎药倾向于抑制肌腱、软组织、骨骼的愈合，这一过程太过复杂，在本书中暂不展开描述。由于这些相互冲突的影响因素，非甾体抗炎药的建议或禁忌证都取决于手术情况和外科医生的倾向。例如，在膝关节置换术后医生会建议每天服用塞来昔布，但在前交叉韧带重建后被特别告知不要服用任何非甾体抗炎药。所以一定要询问医生的建议，他们会根据你的损伤情况和治疗方案以及他们自己的经验来给出最佳建议。

肌肉松弛剂

常见的给药方案：

环苯扎林按需每 8 小时服用 5 毫克。

巴氯芬按需每 8 小时服用 5 毫克。

安定按需每 6～8 小时服用 2 毫克。

膝关节手术后，肌肉痉挛或抽筋是很常见的，可能还会带来疼痛。这是因为在手术过程中，由于切口或手术操作本身使肌肉受到了轻微损伤。使用镇痛药后，这种疼痛通常并不会改善很多，因此需要使用肌肉松弛剂来预防痉挛和与之相关的疼痛。这类药物包括巴氯芬、环苯扎林和地西泮，它们具有明显的副作用和风险，其中一些与阿片类药物相似，也有呼吸抑制和成瘾的风险。当肌肉在手术后的短期内出现问题时，患者应谨慎使用肌肉松弛剂，以阻止肌肉痉挛。当痉挛得到改善后，应停用这些药物。术后痉挛通常持续不超过 1～2 周。

泻药和大便软化剂

常见的给药方案：
Senokot-S（番泻苷和多库酯），其中番泻苷 8.6 毫克，多库酯 50 毫克，按需每天服用 2 片。

麻醉剂、阿片类药物，外加同时使用多种药物——所有这些都会影响我们的胃肠道功能。换句话说，所有手术相关的药物都会导致便秘。为了保持大便规律，就必须摄入充足水分，不要光是喝运动型饮料和其他调味饮料。泻药和大便软化剂对促进排便也有帮助。泻药有助于刺激胃肠道（阿片类药物和麻醉药已减缓其蠕动速度），而大便软化剂有助于软化大便并使排便更容易。这种组合举例来说有番泻苷和多库酯，可能是最常用的。番泻苷提取自一种植物，是泻药或肠道刺激剂，多库酯则用于软化粪便。它们的副作用包括胃部不适和腹部绞痛，理论上讲，加速肠道蠕动和软化粪便的药物也会导致腹泻。然而，这些药物的效果非常好，只要你仍在使用阿片类药物，就应该同时使用它们，以防止便秘和随之而来的问题。

抗凝剂

常见的给药方案:

阿司匹林按需服用 81 毫克或 325 毫克,每天 1～2 次。

依诺肝素按需每天服用 40 毫克,如果服药风险低则可每天 2 次,每次 30 毫克;高风险患者(心房颤动,有血栓性疾病、肺栓塞或心脏病发作史)应增加剂量。

肝素按需服用 5000 单位,每天 2～3 次。

华法林(香豆素)、艾乐妥(阿哌沙班),还有氯吡格雷通常在术后期间使用,但由于有过量出血的风险也会以依诺肝素(肝素)替代。

手术的风险之一包括深静脉血栓形成,即血凝块。静止的血液喜欢黏在一起而形成凝块。四肢小血管中的血块虽不会造成太大危害,但它们可以移至其他血管并变大,比如可能移至肺部,引起肺栓塞。医生会开具抗凝药作为预防措施,以最大限度地降低这种并发症的风险。

一些常见的药物包括阿司匹林、依诺肝素、肝素、华法林(香豆素)和艾乐妥(阿哌沙班)。一方面,每种药物产生作用的确切机制各不相同,但总的来说,它们会影响人体的凝血系统,并有助于防止血栓过多形成;但另一方面,这些药物都会使你更容易出血,它们还会使你处于因出血而引起的疾病风险中,如贫血或体内红细胞浓度降低。各类药物的出血风险并不相同,范围从阿司匹林的极低到其他药物(如艾乐妥)的相当高。当你使用这些药物时,重要的是要意识到这种增加的出血风险,并设法避免更多的出血风险因素。只要凝血风险仍然很高,这些药物通常就会持续使用。服药时间范围可能跨度很大:某些患者只需服用几天,而其他患者有可能需服用长达 6 周。

抗生素

常见的给药方案：

完全取决于手术状况以及是否感染。

我们在前文已经详细讨论过且想要持续提醒大家的风险因素之一就是感染。感染有一种改变常规的本领，将本来的损伤和随后的手术变成噩梦般的经历，使治疗程序增加、住院时间和药物疗程变得漫长。医生会竭尽所能避免任何感染，扼杀可能存在的感染机会，无论是早期感染或常见感染。如果你已出现感染，或非常担心术后出现感染，你可以回家后服用抗生素，一般通过口服药片或需要通过静脉给药。静脉给药可以是周围的血管，比如手臂上的血管，也可以是胸部更中央的血管，这样药物就可以直接进入血液。抗生素使用时间取决于你所感染的细菌类型以及感染的位置，比如是在切口、血液中还是肺部。一个疗程的抗生素服用周期可能从几天到六周不等。

此外，患者可能还要使用预防性抗生素。这主要适用于做过全膝关节置换术的患者。因为患者体内被植入了塑料和金属，由此就有了细菌喜欢附着和生长的表面。有些时候，需要在一些事项之前服用抗生素，比如在做牙科手术之前。建议在进行任何牙科手术或一般的门诊手术之前向你的医生咨询用药。

止吐剂

常见的给药方案：

昂丹司琼 4 毫克片剂，每日 2 次，按需服用。

这些药物可防止呕吐和缓解恶心。与泻药和大便软化剂相似，这些药物在很大程度上被用于缓解其他药物和麻醉的副作用。手术后立即出现恶心和呕吐这类副作用的可能性更大。一些患者不能很好地适应麻醉，并可能导致他们在手术后24～48小时内感到相当不适。这些药物可帮助度过这个急性期。最常用的处方类止吐药是昂丹司琼。昂丹司琼的副作用大多是良性的，比如头痛、疲劳和打嗝。但是它可能会导致心律失常，因此，最好先与你的手术团队讨论后再服用。

抗酸剂和降酸药物

常见的给药方案：
奥美拉唑按需每天服用20～40毫克。

抗酸剂有预防或阻止胃酸增加的作用。你的胃会对进入它的食物做出反应，产生一定数量的酸。酸对于保持胃酸碱度（胃液的酸性或碱性）处于适当水平是必要的。酸过多会导致溃疡、反流和胃灼热等问题。术后使用的药物，加上麻醉对胃肠道系统的影响，可能导致胃酸增加。服用能够中和（碳酸钙）或降低（奥美拉唑、甲胺呋硫）较高酸性水平的药物可能会有所帮助。这些药物本身会引起一些恶心、便秘和其他常见的副作用。长期使用奥美拉唑还会导致骨质疏松症，所以除非必要，应避免过多服用。服药时间范围在1～2周。

注意到规律了吗？本章介绍的这些药物中很多都有副作用，需要你服用更多的药物来阻止这些副作用，你不知不觉中就服用了一大堆药物。手术后，你需要控制疼痛是可以理解的。但要记住这些风险和副作用，请谨慎使用所有药物。除了感染时必须使用抗生素外，几乎没有其他药物是强制使用的。

最难停服的是镇痛药，尤其是阿片类药物。它们通常会成为患者的拐杖，被视为痛苦海洋中的救生筏。随着时间的进展，外科手术的痛苦应该就能慢慢减轻。手术后的几天是最糟糕的，有时在手术后的第二天或第三天达到顶峰，因为那时患者体内已没有更多的麻醉剂，疼痛感知非常清晰。然后，疼痛会持续改善，直到大约一两周的时候，疼痛应该主要由酸痛代替。6 周后，大多数术后疼痛应消失。

在恢复期，你可以用泰诺和非药物疗法来缓解疼痛，如抬高、冰敷和加压。如果条件允许，也可以考虑购入一台医用骨科冷疗冰敷机，我们将在第 196 页详细讨论。结合使用这些措施，你应该能够克服急性疼痛，不再需要任何药物的介入。

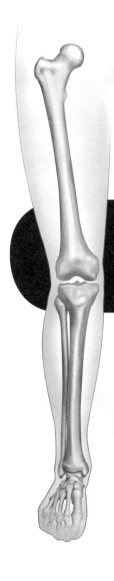

第三部分

回到最佳状态

膝关节康复计划

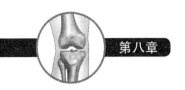

第八章

康复注意事项

避免并发症并尽最大努力恢复健康

虽然手术结束了，但困难的部分才刚刚开始。康复过程可能会很漫长、痛苦且劳神。这个长达数月的过程中，可能因长时间的理疗、失眠、疲倦而产生挫败感。这样说并不是要阻止或吓唬你，而是提醒你要做好心理准备。每年都有数百万人经历这个过程，他们最后都会康复。然而，如果你不把复健当成一项工作并给予其优先权，你可能会对结果感到失望。这也是我们医生不希望看见的。

你除了对术后康复的时间投入精力以外，在此期间可能很难掌控的一个方面就是遵循一长串的医嘱，即你可以做什么、不可以做什么。这些说明不得不让人有所顾虑，也会因此而感到困惑。

本章旨在为你提供术后最初几天到几周所需的指南。我们不仅会说明要做什么、不要做什么，还会给出原因和简单的操作提示。首先，一起来了解一下术后不同时间段常见的一些并发症。

注意术后并发症

在整本书中，我们提及了许多并发症，但仍觉得有必要在这节单独汇总，以便你有一个称手的清单。以下便是膝关节手术后最常见的并发症，你需要注意预警信号并了解如何处理这些问题。

僵直（关节纤维化）

手术后膝关节很容易变得僵硬。手术本身就是一种损伤，它要求身体必须对其做出反应并愈合。这个过程包含炎症反应和愈合反应（特定的炎症因子、白细胞等），从而能够修复损伤。手术后，炎症会使你的关节活动范围变小、活动量减少，在短期内导致膝关节僵硬。不要因僵硬放弃活动！如果你继续不活动膝关节，不努力去克服疼痛和僵硬，那么短期的僵硬可能会变成永久性的僵直。这是因为你的身体里有过多的瘢痕组织，它们会伤及你的关节并使其难以移动或屈曲。这种病变被称为关节纤维化。

这也是需要患者坚持通过物理治疗锻炼（请参见第九章）膝关节的原因。应像对待工作一样对待物理治疗，并使用我们讨论过的其他工具（冰敷、加压、抬高和药物治疗）将炎症减至最轻。如果你的膝关节已经出现永久性的僵直，则可能导致你再次进入手术室（增加你的膝关节活动度，直到它能充分地屈曲和伸直）并去除瘢痕组织。最好尽早避免僵直问题。

出现僵直的预警信号：

- 无法及时达成你的活动目标。
- 在康复过程中一直无法伸直膝关节（伸展或伸直比屈曲要难得多）。
- 在康复后期，你感觉膝关节周围有捻发音（嘎吱作响的爆破声）或较厚的组织带（新的瘢痕组织）。

感染

感染即使不是外科手术最常见的并发症，也是常见问题之一。正如前面提到的，感染会严重影响康复过程，通常还会导致再次手术并延长住院时间，有时甚至引发更坏的后果。虽然你和你的医生都竭力避免术后感染发生，但它仍会不请自来。感染会有许多迹象，视具体表现形式而定。需要注意的特征有：

- 创口明显发红。
- 创口发烫。
- 发热超过 38.1℃。
- 膝关节或创口流脓。
- 疼痛超出预期或突然比之前严重得多。

如果你有上述任何一个症状，请立即告知医护人员。

血栓或深静脉血栓（DVT）

深静脉血栓是阻塞血管（通常是静脉）的血块或血团的复杂表述。这可能会导致被堵塞的部位肿胀加剧，因为血栓会防碍静脉血管中的血液回流至心脏。深静脉血栓可能会因肿胀和压迫增加而造成疼痛。通常，这些凝血块会自行溶解，不会造成严重问题。但是，凝血块可能会脱落并转移到身体更脆弱的部位，如肺和大脑。这将是一个更严重的问题。

如果你有以下任何症状，则需要找医生来评估。越早发现，问题就越少。

- 小腿（通常是小腿后区）新出现的疼痛和肿胀。

- 拉伸小腿或背屈脚部时疼痛加剧。

肺部并发症

手术后可能出现的肺部并发症包括肺炎、肺不张和肺栓塞。肺炎是一种肺部感染，可能十分严重，甚至危及生命，通常需要使用抗生素并住院治疗。肺不张是指吸入的空气不能进入某些肺泡无效腔，这在大手术后很常见。它通常会随着你开始多做运动或努力扩展肺部而自行好转。肺栓塞是指血块已经进入肺部，临床症状取决于其大小，有时甚至致命。有肺栓塞病史通常意味着即使不必终身服用抗凝剂，也必须长期服用。

请注意以下征兆，一旦有异样请迅速去急诊科寻求恰当的护理：

- 气促。
- 心率快。
- 发热。

骨筋膜室综合征

这是一种相对罕见的并发症，但仍值得一提。不同的肌肉群分布在膝关节的不同隔室中。例如，在小腿中，从膝关节到脚踝，肌肉被分隔在四个不同的隔室，分别为前室、外侧室、后深室和后浅室。这些隔室之间的壁便是筋膜，它是一层厚厚的结缔组织。

当损伤或手术造成的出血或水肿堆积在一个筋膜室时，就会发生骨筋膜室综合征。骨筋膜室的筋膜不允许液体逸出，因此随着血液的积聚，与出血相关的压力将持续上升，最终该压力会压迫肌肉，使它们失去血液供应，从而导致其缺氧。如果不释放压力，隔室中的肌肉将坏死并失去功能。因此，骨筋膜室综合征是外科急症。需要做大切口以进行筋膜切开术，或打开筋膜以排出血液并释放压力。

骨筋膜室综合征最典型、常见的症状是不合理的疼痛，在膝关节受到高能量的冲击伤后，尤其是骨折（胫骨平台骨折、胫骨结节撕裂等）时，应认真对待。如果你有以下症状中的任何一个，请尽快致电医生或前往急诊室：

- 疼痛（你的疼痛似乎超出预期 —— 持续加重，比你曾经感到过的疼痛都要严重，或者镇痛药无效）。
- 苍白（肤色苍白）。
- 感觉异常（膝关节患处麻木，甚至蔓延至足部）。
- 动脉无搏动。
- 麻痹（某些肌肉无法活动）。

便秘

手术后停止排便的原因可能有很多。常见原因是手术中麻醉或手术后服用镇痛药。实际上，几天甚至一周不排便并不罕见，这取决于你平时的排便规律。那些平时排便比较规律的人可能很快就会回到正轨，但是对于平时排便就不规律的人，胃肠列车可能会在车站延误较长时间。水、上一章提到的药物（番泻苷、多库酯）和健康饮食等都有助于通便。慢性便秘有时（尽管很少）可能是其他相关疾病的征兆，如果持续时间过长，其本身也会引起并发症。需要预约保健医师看诊的体征包括：

- 连续好几天没有排便（通常至少是五天或更长时间）。
- 有明显的腹胀和腹痛。

跌倒

这种并发症几乎是可预防的。膝关节术后发生的大多数跌倒是因为人们在做不该做的事情：不安全地跳来跳去、在易滑倒的路面上行走、走路不用助行器，或者去拥挤的购物中心、音乐会或比赛。在手术后不久，尤其是还在使用助行器时，请注意不要激进。是的，你应该站起来活动，而不是懒散度日，但要活动适度。只要天气允许，散步到信箱或是附近都有助于恢复。在手术后的周末参加一个拥挤的音乐会或尝试跑五千米则不明智。也不要害怕寻求帮助，无论你感觉自己多么健康、强壮或意志坚强，最好还是让别人帮助你一起恢复。在康复初期，为了防止跌倒尤应如此。

如何降低跌倒的风险：

- 避免半夜独自吃夜宵或去洗手间。
- 避免拄着拐杖走远路。
- 避免在湿滑的地面上拄拐行走。

谵妄

有些人可能会在术后发生感觉错乱，特别是老年人。他们并不是故意要在麻醉解除后说些荒诞的事 —— 大多数发生谵妄的人都会这样。我们进一步谈论关于警觉性和方向性的一些真实困惑。当你恢复清醒后，你可能意识不到自己所在的地理位置、日期和其他次要事实。这通常是由麻醉和镇痛药引起的错乱。针对这种情况，通俗的说法是"胡言乱语"或由药物引起的认知障碍。它很容易解决，补足液体并停用引发谵妄的药物即可。谵妄很少发生，但如果发生，通常是在出院回家之前。如果发生在家里，你的看护者应致电你的外科团队来制订相应计划。医生可能会让你的看护者带你回医院复诊。

注意谵妄的症状和体征：

- 不了解身处的环境。
- 感到困惑。

现在你已知道了相关并发症的预警信号，接下来我们要将重点转向一些建议，即该做什么和不该做什么。

手术后不要做什么

术后，为了使你的膝关节尽快康复，请务必遵循医嘱，这将会暂时改变你的生活方式。让我们来看看这段时间不该做什么。前五个标有星号的事项是最难做到的，更是不惜一切代价也要避免的事情，因为它们可能会造成严重的并发症。除此之外，清单上其他禁忌事项也是我们强烈建议不要做的事情。二者有什么不同呢？可以说前五条禁忌事项如同法规一样严格，好比酒后驾驶是非法的。

不要一直在床上休息 *

你刚刚做过膝关节手术，所以需要整天都躺在床上，对吗？当然不对！如今，把患者的腿封进巨大的石膏里，要求他们每天静坐恢复的日子已经一去不复返了。事实上，在现代骨科领域，患者要做的恰恰相反：你会通过助行器慢慢恢复，并且许多膝关节外科手术后在手术当天或第二天就能起床行走（甚至有的患者在手术后当天被允许打九洞高尔夫球）。很多膝关节手术确实有限制，无论是承重还是活动范围，都必须严格遵守（具体可参见第

206～209 页）。但是，你仍可以早起并经常使用助行器活动一下（有关助行器的更多信息，请参见第 195 页）。

膝关节手术后几乎所有并发症都可以通过做运动来预防（至少起到部分预防效果）。静止不动会增加血栓、肺不张（肺泡无效腔增加，导致空气流动差和感染风险增加）、肺炎（肺萎陷或感染）、肺栓塞、僵直、肌肉萎缩和疼痛的风险。一开始可能很难理解，下面让我们来解释一下。

引发血栓及随后的肺栓塞的主要危险因素之一就是血液停滞 —— 滞留的血液很容易凝结成块。运动得越多，肌肉压缩血管越频繁，腿部的血液循环就越好。当肺部空气输送不够充分时，发生肺不张和肺炎的风险就会增加。越是静止不动，深呼吸的次数就越少，肺通气的功能就越差，更容易发生肺部感染。

僵直也是由于缺乏运动而产生的。诚然，疼痛很难克服。你会想，我的膝关节在活动的时候会很疼，所以我不应该活动。不过，你还是需要克服一点点痛苦。在运动方面，医生让你做的，你都应该尝试去做一下。因为你腿部僵直得越久，之后恢复运动就会越痛苦。在早期进行物理治疗的时候忍受一点额外的疼痛，就可以预防或大幅减轻恢复过程中的慢性膝关节疼痛。

不要滥用药物 *

这一点是不言自明的，但需要引起注意。在第七章，我们介绍了术后通常可能需要服用的药物种类、服用的原因以及服用的时间。总体原则是：医生开具一定剂量的药物是有原因的，不要过量服用。不要落入这样的思维陷阱："如果这个东西是有益的，那么多多益善。"涉及药物治疗时，情况绝不是这样。记住保持适度与平衡。

我们都看到过阿片类药物滥用而导致药物成瘾的新闻，这是长期滥用药物带来的毁灭性后果。其中很少被人们提及的还包括短期药物滥用导致的副作用和并发症。有些药物会引起急性反应和副作用，比如呼吸抑制（使呼吸变得更困难）、谵妄、便秘、排尿问题、恶心和呕吐。请务必谨遵医嘱，正确用药。如果你对服用某种药物存疑，或是你的镇痛药不足以缓解膝关节疼痛，请咨询医生。

除非医生同意，否则不要服用非甾体抗炎药 *

等等，上一章中说患者是可以服用这些药物的！如前所述，这一直是一个争论点。我为什么不能服用萘普生？在广告宣传中，它对于膝关节疼痛的女性群体和腰背疼痛的老年男性群体效果很好。萘普生不是可以缓解我的疼痛和肿胀吗？这难道不是一种好药吗？非甾体抗炎药包括萘普生、布洛芬和塞来昔布，所有这些药物都可以缓解疼痛并减轻炎症。但是，并非所有炎症都是有害的。

此时，大多数读者可能都一脸困惑地盯着自己的书，不禁挠头。等等，我原本认为发炎是有害的，现在又说它是好的，那我到底应该听取哪种观点？同样，最重要的还是平衡。体内存在过多的炎症是有害的，因为它会引起疼痛，导致肢体僵直并产生瘢痕组织。然而，适度的炎症对于伤口愈合是必要的。研究表明，虽然非甾体抗炎药确实可以预防不良炎症，但它们也会阻止一些有益的炎症，而这些有益炎症对促进骨胶原的愈合非常重要。骨胶原是构成骨骼、半月板、肌腱和韧带的结构蛋白，人体通过它来促进伤口愈合。虽然关于这一现象的研究和证据有些混杂，但有一点相当清楚，即这类药物能够特异性地抑制肌腱、软组织和骨骼愈合所需的胶原形成，比如韧带修复或重建后所需的胶原蛋白。因此，应避免在愈合期间使用这种药物，除非医生明确表示，由于你接受的手术无须胶原蛋白来促进愈合（如膝关节置换术）而可以使用非甾体抗炎药。请与你的外科医生讨论确切的用药时间范围，通常至少需要 6～12 周。

不要饮酒 *

也许你过去习惯于在晚餐时喝一杯葡萄酒，或喜欢在周日观看足球比赛时喝一杯啤酒。但是，在手术后不久，至少在服用医生开的处方药（即阿片类药物）期间，必须禁止任何酒精的摄入。有两个重要原因。一个不能饮酒的原因是，酒精可能对你正在服用的某些药物产生某些影响（相互作用）——它会与术后药物竞争细胞中的某些受体。在一些情况下，它会增强药物的作用；在另一些情况下（如某些抗生素），它会引起诸如心跳加快、面色潮红和持续性头痛等反应。

另一个不能饮酒的原因是，你已经不能像术前那样保持身体的平衡了，如果平衡情况变得更糟便会出现危险。你要么是挂着拐杖行走，要么是习惯了用近期经历手术的下肢行走。无论哪种方式，你都无法像受伤前一样保持平衡。现在，再加上使最健康的人都会摇晃的酒水，术后灾难又增加了一项——跌倒。基于以上这些原因，你最好暂时戒酒。

但有一个例外。如果你平时每天都大量饮酒，则不能立刻戒酒，因为突然而不当地戒酒会导致酒精戒断综合征，甚至有可能致死。在就医时最重要的一件事就是诚实，这包括如实告知医生你的饮酒量。你的外科医生不是警察，他们不是要给你制造麻烦或举报你。与你的医生共同制订一个计划，可以确保你术后可以在安全剂量水平下饮酒，因为比起酒精引起的跌倒或其他副作用，更糟糕的是戒断反应。

禁止吸烟或其他含尼古丁的产品 *

这点我们之前已经在书中讨论过，现在再强调一下。临床证明，在手术后继续吸烟或使用其他含尼古丁的产品会延缓并阻碍伤口愈合。如果伤口无法痊愈，则会出现意外风险——你猜对了，感染。不仅如此，你还可能遭受持续疼痛和走路不稳的困扰。你在手术中所经历的一切及采取的所有预防措施——肥皂消毒、抗生素，其作用都将因尼古丁而化为乌有。

那非烟瘾的吸烟呢？因为证据还不够充分，公众对任何形式的吸烟都会导致一氧化碳水平升高，由此导致治愈率下降并可能增加感染风险这一点将信将疑。总的来说，还是尽量不要吸烟。

即使不能永久戒烟，请至少在此次治疗及康复过程中戒烟。这样，你所经历的所有事情都将是值得的，并且可以最大限度地获得良好结果。

不要进入浴缸泡热水澡，甚至不要进入浴缸

这里特别指的是将手术过的肢体浸入水中。手术后，你的外科医生会给你提供具体说明，包括何时可以淋浴，以及多久以后才可以浸泡你的腿，如需要多长时间才能去泳池。一般在术后两三天就可以开始淋浴。然而，许多外科医生会根据手术情况在术后第一天就允许患者淋浴。只有在两周之后，你才能将腿浸入水中，因为切口愈合大约需要两周时间。这通常也是要拆除U形钉或缝合线（如果它们不能被人体吸收）的时期。在此之前，你最好不要将手术部位浸入水中，因为会有感染的风险，即液体和外部细菌可能会进入切口。

你还应该避免伤口处于较高温度，因为这会引起炎症，这也是术后应尽力防止出现的情况。两周后，你就可以进入游泳池和凉水浴缸了，但仍要避免热水浴。至于具体的时间范围，请咨询你的外科医生。

不要长途飞行

手术后长途飞行往往并不理想。如果你还记得的话，禁止事项清单上的第一项便是"不要一直卧床休息"或"避免缺乏运动"。使你静止不动的事情

会成为术后危险因素。长时间坐在飞机上不仅会导致腿部肿胀，而且会增加血栓形成的风险。研究表明，在海拔升高的情况下（如在飞行过程中），深静脉血栓的风险显著增加。因此，我们建议避免不必要的长途飞行。当然，有的行程是不可避免的，特别是你必须远行去做手术。在这种情况下，我们建议你尽可能多地进行脚踝屈伸运动（就像踩着油门踏板一样上下移动脚）。这将使你有节奏地收缩和放松小腿后部（腓肠肌、比目鱼肌）和前部（胫骨前肌、腓骨肌）的肌肉，有助于挤压淋巴和血管系统来排出积聚的液体。

请告知你的外科医生术后你需要乘坐飞机，他们可以开具注射药或口服药来减少血栓形成的风险。如果在手术前告知你的行程安排，那么医生可能还会安排一个对你来说更合适的日期（不太接近你的行程）。外科手术的关键是将各种风险降至最低。

避免过度活动

该规则可以简单地表示为：遵照医嘱！本书在第九章提供了有关膝关节负重限制和活动范围的说明。这些不是任意、随机给出的指导或建议，而是经过科学证实和实践验证的。你的负重和动作范围指导根据你所接受的膝关节手术类型而有所不同。说明中既包含胫骨平台骨折术后腿部不能负重的原因，也包括全膝关节置换术后可以负重的原因。这也是在一些手术后你被鼓励尽可能多做活动，而在另一些手术后你会受到更多限制的原因。如果你对为什么必须受限有疑问，请提出。

我们的建议是："不要过度活动，也不要过度思考。"这是你能顺利康复的规则：不要让事情变得比现在更复杂。你将收到一份详尽的说明清单，包括应该做的动作和不应该做的动作，应该做的活动和应该避免的活动。如果你发现自己在犹豫，这真的很痛，我应该这样做吗？答案可能是否定的。有时候，进行康复运动和物理疗法会有些痛苦，但是你知道这些活动可以做。

如果日常生活中的活动在术后不久做起来非常痛苦，那么这些活动可能不是帮助恢复膝伤的最佳选择。

我们知道你可能急于恢复正常生活，尤其是在你钟爱运动的情况下。收获闪亮的新膝关节后，你或许可以在下个周末打一场高尔夫球。但你准备穿上海鹰队球衣去足球场？千万不要！我们虽然希望你在术后尽量保持活跃，但你如果变得过于活跃，这可能会影响你的康复。记住这一点：密切关注什么活动是允许的、什么是不允许的以及当下的感觉，并保持这种平衡。

帮助康复的工具

许多工具可以用来在术后帮助康复。我们将在第九章中更详细地讨论其中一些工具。

1. 助行器：拐杖、步行辅助器、轮椅

这大概无须多言，你很可能在术后需要某种助行器或步行工具。如果需要在一段时间内避免负重，你就得利用拐杖、助行器或轮椅辅助出行。对于那些被允许部分负重或全部负重的人，可以选择四轮助行器或拐杖。这些物品可能会花很多钱，但也很值当，因为你可能在较长时间内依靠它们。当家里有人不幸再次发生骨伤时，随时备用这些辅助器械也很方便。

如果你很长时间都没用过拐杖或助行器，那么你会发现它们现在不再是印象中那个样子了。助行器有不同的设计形态，有两个轮子的、四个轮子的或没有轮子的。有些助行器有座位，以便你在长途行走时休息。总之，它们现如今具有很多神奇的功能。拐杖也有各种各样的款式，有腋下拐杖、带平台的拐杖和前臂拐杖。有足够多的选择以供你找到一个适合自己的助行器。我们特别青睐智能助行器，根据反馈经验，它十分舒适、耐用。这是一种腋下拐杖，伸入手臂下方的组件会旋转，

并且在腋下这样的身体敏感区域也不会使人感觉太紧或不舒服。使用前最好做下调研（甚至可以在手术前尝试一下），因为这是一个至少在短时间内会影响你的日常生活的决定。

2. 关节活动器（CPM）

术后僵直是膝关节手术后最常见的并发症。这就是在术后要好好恢复膝关节活动范围的原因。关节活动器可以非常有效地帮助患者增加活动范围，也有报道称它可以在手术后保护软骨。它可以被动地（即不需要人消耗能量或主动活动）去屈曲和伸直膝关节。你需要把膝关节绑在这个装置上，并设定好想让机器带你完成活动的预估限度。这个活动度可以根据医嘱来确定。然后，当你单击"开始"，机器将连续不断地屈曲和拉直你的膝关节到设定的活动度，直到关闭机器。你甚至可以在睡觉时使用它，它在晚上也可以继续帮你运动。关节活动器可能会有些强劲，因为它屈曲和拉直膝关节的程度会略微超过你当时能够承受的，但它的确有所帮助。并非所有的外科医生都倾向于推荐患者使用它，但是仍有必要与你的外科医生讨论一下可行性。如果你想要了解更多信息，可以自行在线搜索。

3. 加压冷敷机

前文我们讨论过为何冰敷和加压是减少炎症的两种重要治疗方式。这种设备就是将这两项功能结合在一起。你需将冰敷袋套上膝关节并设置时间，机器会利用冰敷袋上的压力和系统泵送的冷水将冷敷和加压结合在一起。这种设备在提供均匀的冷压方面相当出色，唯一的缺点就是价格。这项技术很昂贵，但如果你能负担得起，它会带来显著疗效。记住，套冰敷袋时一定要隔着毛巾或宽松的运动裤，因为长时间将冰敷袋直接套在皮肤上会导致轻微的冻伤。请在线搜索有关此类产品的更多信息。

4. 弹力压缩袜

这个建议使人回想起防止腿部和膝关节水肿的重要性。白天，你站立的时间越长，重力越有可能赢得这场战斗，使体液潴留在腿部，从而难以回流到其他部位。弹力压缩袜可以帮助你的身体和淋巴系统将多余的液体从腿部排出，然后回流到你的心脏。

5. 诱导性肺量计

如果你在手术后不能立即活动，那么这是你必备的一个重要工具。如果你术后需住院，医院就会提供这种设备。没有提供的话，你可以在医疗用品商店买到。注意，肺不张和肺炎都是手术后的严重问题。任何一种都会导致术后发热和并发症，保持良好的肺通气可以预防这类问题。怎么才能确保空气进入你肺部的所有肺泡里呢？你可以使用诱导性肺量计。在最初的几天里，当你不再像往常那样保持活动量时，它会帮助你做到这一点，可以每小时使用这个设备 10 次。

手术后必须要做什么

前面我们用了很长的篇幅告诉你应该避免的一些事情。同样，还有很多你应该做到的事情！在本书第三部分的章节中，我们将仔细介绍膝关节的恢复方法，包括物理疗法、饮食选择及其他可以用于减轻炎症并加快愈合的事项。

坚持你的理疗计划

下一章我们将详细讨论这一建议。不要低估物理疗法的作用。你可以请有史以来最熟练的外科医生为你做最好的手术，但是如果你不在物理治疗上花时间，那么你将永远无法完全恢复膝关节的功能。这是你恢复的窗口期。因此，认真对待治疗十分重要，要将其视为日常生活的一部分。你不仅要在治疗师的治疗过程中配合这项工作，还要做好家庭作业，即在家里尽可能多地做复健。保持专注和勤奋，就会获得最好结果。

治疗损伤四部曲"RICE 法"

这是治疗任何急性损伤的关键步骤之一。如前所述，如果你想要最大限度减轻膝关节多余的炎症，那么这"四部曲"已经一次又一次地被证明可以改善这一点。休息在我们前述的"不要做"清单上，但指的是不要过度休息，一般来说，遵循物理治疗师和外科团队的建议即可。冰敷有助于膝关节冷却并预防相关炎症，还可以有效缓解疼痛。加压有助于刺激淋巴系统，类似于收缩肌肉，它会把体液从腿部挤压出去。抬高意味着将腿部抬至高于心脏水平，使体液在重力作用下可以朝心脏回流。你需要多久做一次"四部曲"？答案是经常。每次冰敷的时间不要超过 15～20 分钟，休息 15～20 分钟后，你可以再次进行冰敷，每天可以进行多次，每次冰敷之间要有足够的时间间隔（有关"四部曲"的信息，详见第 25 页）。

治疗饮食

在第十章中，我们将更详细地讨论健康饮食的重要性，调节饮食不仅是为了减重，还可以产生抗炎状态及改善膝关节预后。一些食物倾向于促炎，而另一些则被认为具有消炎作用。食物与健康息息相关。保持维生素、矿物质和蛋白质等营养物质的均衡也很重要。

摄入维生素会加速愈合吗？

没有任何维生素可以保证你能像超人一样痊愈。然而，总的来说，富含关键维生素的均衡饮食是很重要的。众所周知，维生素 A、维生素 C 和维生素 E 都有助于愈合，应该适量服用。维生素 D 对良好的骨骼健康是不可或缺的，特别是对于身体的长期健康。如果你生活在一个阳光经常照射不到的地区，维生素 D 一定要按照标准足量摄入。如果你的饮食不足以维持所需的营养，服用复合维生素会有所帮助。

从工作中抽出时间休息一下，好好睡觉

良好的睡眠和休息对我们的健康至关重要。当你正在从损伤和手术中恢复时，其重要性更是平时的数倍。你的身体此时正在大量消耗额外的能量来促进愈合，因此需要充足的休息和睡眠。

值得一提的是，你需要及时在这个节点上从工作中抽出时间好好休息。需要多久？从现实角度出发，你的雇主不太可能给你 6 个月的时间去做膝关节手术。而且除非有并发症的可能，否则你不用担心变成终身残疾，因此休息时间也不需要太久。尽管如此，在手术后立即休息一段时间不失为一个好主意，具体时间取决于手术情况，通常是几天到几个月。如前所述，你应该在术后短期内将治疗视为一项新的工作任务或是学业。伴随着冰敷和抬腿等诸多不便，如果你仍然坚持每周工作 40 个小时，就很难有足够的时间来恢复健康。现在，请你短暂休假并专心进行康复治疗，这可能会使你免于以后的风险——不得不花大量时间休假，甚至可能在损伤加重或转变成慢性疾病的情况下无法工作或不得不提前退休。与你的外科医生讨论出适合的请假时间，以确保你将工作和家庭都安排妥当。你的雇主需要办理一些手续，

如果你需要配偶或者其他家庭成员休假来看护你，那么他们也需要填写一些表单。大多数雇主都有一些特定的表格需要填写，因此你通常无法在就诊的时候就拿到这些表格。但是，你的医生会根据他们的建议在文件上填写你的请假理由并签名。

提出问题

对于一些患者来说，这根本不是问题。但有些患者则羞于提问，他们可能害怕自己成为麻烦精、讨厌鬼，或是显得难以伺候。事实并非如此。回答你在整个恢复过程中提出的问题并提供有关病情或治疗的更多信息，是医生作为医疗服务提供者的职责。在你想到任何问题时就将其写下来，或者在你手机的记事本里整理这些问题。（现如今，谁去哪里不带个手机？）坚持每次都将问题记下来，然后在就医时带着你的问题列表来获取答案。

请记住，你对手术的反应是个人特有的。你可能是那种没有任何疼痛，在手术后第二天停止服用镇痛药后，膝关节没有发生肿胀，到了周末就已经完全恢复的人。反之，你的膝关节也可能肿胀得像一个成熟的西瓜，你感觉自己像是被劈开了一样疼，你可能想知道为什么会这么痛。请保持镇定、积极，专注于你的目标，它会好转的。下一章是关于设定并实现短期及长期康复目标的，我们会告诉你如何解决并顺利完成你的康复治疗。

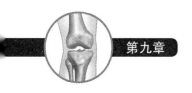

第九章

让物理治疗发挥最大作用

恢复膝关节的功能和力量

多数人可能听过这样一句谚语："用进废退"。这句话虽不适用于所有情况，但非常适用于你的肌肉，包括肌肉的大小、力量、状况及整体功能。在膝关节损伤或术后几周内，患者因需要保护关节而不能使用或最小限度地使用腿部时，他们通常会觉得腿出乎意料地变纤细了，这是由于肌肉萎缩或缺乏使用造成的。

由此，术后复健就格外重要，但也颇有难度。我们专门安排了一个章节来指导你进行康复训练，并为你提供一些小贴士和技巧来帮你像专业人士一样玩转理疗。

复健是膝伤完全康复的关键步骤。无论你是刚刚进行过膝关节手术，同时想避免再次手术，还是决定仅用物理疗法来治疗膝伤，本章将回答你有关膝关节复健的诸多问题。首先，我们将研究如何保护膝关节来预防受伤。其次，我们将为膝伤恢复的不同阶段提供一些锻炼建议。

当然，每个患者的情况都是独特的。以下锻炼计划仅供参考，在启动任何锻炼计划之前，请务必咨询你的医生，确认该计划对于你可行。

首先我想到的是，我还能打篮球吗？身体的疼痛会消失吗？经历整个过程后，我才知道我可以忍受多少痛苦。术后康复过程十分艰难，就像是身体完全罢工了。我不得不重新学习如何移动我的腿、运用我的肌肉，即便只是弯个膝关节都变得很困难。

我建议你在手术前处理好一切。比如保险，你要了解承保范围和非承保范围，以及如何支付各项医疗费用。最好事先处理好这些，以便你专注于术后恢复。

——费斯图斯·埃泽利（Festus Ezeli），NBA 冠军球员

二八定律

阅读本章时，我们希望你能牢记二八定律。手术后只有约 20% 的结果与手术有关，而 80% 取决于你做了什么，换句话说，你自身参与理疗的投入度更为重要。

请记住，无论你对手术有多深的感触，手术只有几个小时。而与手术相关的康复治疗可能需要几个月，甚至超过一年。

从另一个角度来看，这几个月的康复治疗会对身心充满挑战，但请记住，虽然几个月的时间很长，但是相对于你余生的健康，这只是片刻。你可以将康复训练看作一场大赛中的几场比赛。尽管几场比赛的时间相对较短，但每一场都很重要，甚至一场比赛就足以改变结局。因此，请制订目标和相应计划，用积极的态度全力以赴、坚持不懈地进行每一阶段的治疗。你很快就能

完成这一过程，你需要为膝关节今后能恢复到奔跑、跳跃、踢腿和攀爬的状态而竭尽所能，不会抱有遗憾。

受伤之后，治疗膝关节的过程中最重要的事是找到合适的医生。遭受了如此复杂的创伤，我认为需要一个经验丰富且知识渊博的医生来帮助我。在我决定让拉普拉德医生给我做手术后，我只需完全信任他和他的团队。

我没预料到手术及术后的前几周会如此痛苦，这对我来说是一个非常艰难的时期。好在我身边有爱我的家人和朋友陪我渡过难关。坚持理疗计划并听取医生的建议对于克服损伤、恢复健康至关重要。我专门制订了一个康复和物理治疗的计划，确保以各种方式（营养、心理健康、身心平衡等）照顾好自己，然后全力以赴地完成它。拥有一位妙手回春的物理治疗师是克服重大损伤的关键。我很信任同我一起努力的医疗团队，并让他们指导我完成了康复之旅。

要从如此严重的膝伤中恢复过来并不容易，但是只要坚持康复计划就会获得回报！我知道我的膝关节健康今后会在很大程度上影响我的运动生涯，因此，花时间照顾自己、正确达成康复目标对我来说无比重要。我非常感谢技术高超的医生、理疗师及其他帮助我的人！严重的膝关节损伤不是凭借个人努力就可以恢复的。幸运的是，我有正确的人相伴，还有正确的心态来克服困难并且涅槃重生。

——劳伦·罗斯（Laurenne Ross），奥林匹克和世界杯滑雪运动员

保护你的膝关节和手术修复组织

当你的医疗团队制订出一个适当的治疗计划时，膝关节康复便开始了。

所有治疗计划的第一步都是制订策略来保护受损的膝关节结构。无论你的损伤是否需要手术治疗，这些策略都能保证受损的结构拥有最佳的愈合条件，从而使疗效最优化。

你的医疗团队可能主要采用以下三种方法来保护损伤的结构，并进行外科修复或重建。不同的损伤所需要的保护程度差别很大。有些经过手术治疗的膝关节损伤几乎不需要保护，相反，一些没有经过手术治疗的膝关节损伤可能需要周密的保护。

支具

第一种保护方法是给你的膝关节装上支具。当你的医疗和康复团队认为应使用外部固定器支撑以改善预后，或者不使用支具会有再次受伤的危险时，会给你使用膝关节支具以利于康复。所使用的支具可能是限制活动角度的，也可能是允许你弯曲膝关节的，这取决于损伤类型及手术情况（表 9.1，表 9.2）。

主要有三种类型的支具：

- **铰链式膝关节支具**：此支具两侧有铰链，使膝盖能够弯曲和伸直。这些铰链可以不固定，让膝关节不受限制地活动，也可以固定住以限制活动角度，从而增加保护性。
- **膝关节固定支具**：也被称为固定器，这种支具完全不允许膝关节弯曲，使支具里的患腿处于伸展状态。
- **前拉动力支具**：该支具特别用于修复后交叉韧带损伤。它为佩戴支具的小腿提供一个向前的牵引力，以减少后交叉韧带的压力。

表 9.1　不同膝关节损伤采用非手术治疗时需使用的支具				
不需支具	铰链式膝关节支具	前拉动力支具	固定器	减压支具
髌韧带末端病	前交叉韧带撕裂	后交叉韧带撕裂	股四头肌肌腱撕裂	关节炎
肌肉拉伤	内侧副韧带撕裂		剥脱性骨软骨炎	胫股不正畸形
髂胫束摩擦综合征	胫骨平台骨折		髌骨骨折（取决于严重程度）	
膝前痛	外侧副韧带撕裂			
炎症性关节炎				
半月板撕裂				
软骨损伤				
髌骨骨折				
胫骨粗隆骨软骨病				
上胫腓关节不稳				

表 9.2　不同膝关节损伤采用手术治疗时需使用的支具				
不需支具	铰链式膝关节支具	前拉动力支具	固定器	减压支具
髂胫束摩擦综合征	前交叉韧带撕裂	后交叉韧带撕裂	半月板撕裂	关节炎
膝前痛	胫骨平台骨折		内侧副韧带撕裂	胫股不正畸形（截骨术）
胫骨近端骨折			髌骨骨折	
股骨远端骨折			股四头肌肌腱撕裂	
胫股不正畸形			髌韧带断裂	
脓毒性关节炎			膝关节脱位	
			髌股关节骨关节炎	
			髌韧带末端病	
			外侧副韧带撕裂	
			剥脱性骨软骨炎	
			股骨远端骨折	
			胫股不正畸形（截骨术）	

负重限制

保护手术修复或重建组织的第二种方法是限制施加在腿部的重量。根据手术类型的不同，这种负重限制的时间为几天到几周，在此期间，你很可能需要用拐杖帮助行走。即使腿部无法承受身体的全部重量，你仍然可以进行物理治疗。锻炼计划也会根据你的可负重水平而不断调整，在保障安全的前提下使你朝着康复目标前进（表9.3，表9.4）。

表9.3　不同膝关节损伤采用非手术治疗时的负重管理		
全负重	部分负重	零负重
前交叉韧带撕裂	半月板撕裂	髌骨骨折
关节炎	炎症性关节炎	胫骨平台骨折
肌肉拉伤	股四头肌肌腱撕裂	剥脱性骨软骨炎
髂胫束摩擦综合征		软骨损伤
膝前痛		
内侧副韧带撕裂		
膝后外侧角损伤		
胫股不正畸形		

表9.4　不同膝关节损伤采用手术治疗时的负重管理		
全负重	部分负重	零负重
关节炎（全膝关节置换术）	前交叉韧带撕裂	髌韧带末端病
髂胫束摩擦综合征	髂胫束摩擦综合征	内侧副韧带撕裂
胫股不正畸形	膝前疼痛	软骨损伤
	半月板撕裂	胫骨平台骨折
	内侧副韧带撕裂	股骨远端骨折
	脓毒性关节炎	后交叉韧带撕裂
	关节炎（全膝关节置换术）	股四头肌肌腱撕裂
		髌韧带断裂

全负重	部分负重	零负重
		胫股不正畸形
		胫腓关节近端不稳
		剥脱性骨软骨炎
		膝关节脱位
		髌骨不稳

为了在康复过程中保护受损的膝关节结构，医生可指定三种不同的负重状态：

- **全负重**：在没有进一步损伤风险或负重可以帮助康复过程的情况下，应允许负重，以使你的患侧腿正常行走。
- **部分负重**：患者的身体状况限制了腿部能承受的重量。部分负重通常意味着你需要借助拐杖来行走，在行走时只将身体30%~40%的重量放在腿上。确定负重比例的一个方法是：一脚着地，另一只脚踩在体重秤上，感受一下脚承受体重40%时的压力。
- **零负重**：在任何负重都可能造成损伤的情况下，需保持零负重状态。这种情况下，你可以直接拄着拐杖行动，患侧腿不需要接触地面。

有关助行器的更多信息，请参见第195页。

活动范围限制

根据你的伤情及手术情况，安全起见，你的医疗团队可能会限制膝关节的屈曲程度（即屈曲度），以限制损伤组织在愈合时的压力。通常限制时间需持续2~6周，之后你就可以自由地屈曲膝关节了（表9.5，表9.6）。

表9.5   不同膝关节损伤采用非手术治疗时的活动范围限制管理

屈曲度没有限制	膝关节屈曲度为 0°～90°
前交叉韧带撕裂	半月板撕裂
关节炎	软骨损伤
肌肉拉伤	股四头肌肌腱撕裂
髂胫束摩擦综合征	胫骨粗隆骨软骨病
膝前痛	
髌韧带末端病	
内侧副韧带撕裂	
无移位髌骨骨折	
胫骨平台骨折	
后交叉韧带撕裂	
外侧副韧带撕裂	
胫股不止畸形	
炎症性关节炎	
胫腓近端关节不稳	
胫骨粗隆骨软骨病	
髌骨不稳	

表9.6   不同膝关节损伤采用手术治疗时的活动范围限制管理

屈曲度没有限制	膝关节屈曲度为 0°～90°
前交叉韧带撕裂	髌韧带末端病
关节炎	半月板撕裂
髂胫束摩擦综合征	内侧副韧带撕裂
膝前痛	软骨损伤
胫骨平台骨折	髌骨骨折*
胫骨近端骨折	后交叉韧带撕裂
股骨远端骨折	外侧副韧带撕裂
胫股不正畸形（截骨术）	股四头肌肌腱撕裂*
脓毒性关节炎	

续表

屈曲度没有限制	膝关节屈曲度为 0°～90°
	髌韧带断裂
	胫腓骨近端不稳
	剥脱性骨软骨炎
	膝关节脱位
	髌骨不稳

* 通常在一段时间内膝关节只能保持伸直，屈曲度为 0°。

物理治疗

无论你的膝伤是需要手术治疗，还是只需要一个合适的康复计划，指导你康复的专业人士都应是物理治疗师。如果你没有现成的物理治疗师资源，请向你的医生、朋友或家人寻求推荐。如果你参加的是团队运动，可以向你的队友询问他们是否有合作过的治疗师资源。另一个资源是美国物理治疗协会下经过运动认证的专业物理治疗师在线目录。这个网站名录下的理疗师都通过了专业测试，有充分的实力帮助膝伤患者，无论膝伤是否与运动有关。

在打电话预约理疗师之前，你最好先打给保险公司，了解你的保险计划能为你提供的理疗师福利。在美国大多数州，你可以在没有医生处方的情况下接受物理治疗，但你应该先确定你的保险公司支付赔偿的时候是否需要处方，这样就可以避免意外账单带来的不必要的麻烦。许多理疗师诊所在服务时也会接受现金付款。

了解自己的保险待遇后，是时候去预约医生了。打电话给理疗师的前提是你已经掌握了自己损伤的具体细节（医生的处方、术后医嘱、康复建议等）和保险信息。这也是你对即将就诊的这家诊所提问的一个好时机。几乎所有患者都会问的两个问题是："哪里停车最方便？""第一次与理疗师见面的话我应该提早多久到达，以便办好相关手续？"

预约好就可以前去就诊了。不同诊所对理疗师每次诊疗时间的规定各不相同，一般为 15 分钟到 1 小时，平均约 30 分钟。理疗师与患者交流时间较少的诊所通常会有其他专业人士，如理疗助理或运动治疗师来协助治疗。患者待在诊所的平均时长一般是 1 小时左右。请记得带上短裤和运动鞋。

物理治疗如何帮助你的膝关节愈合

让我们把时间拉回到你膝关节受伤的那一刻。仔细观察你的身体在意外发生时的反应，这样就能更好地了解痊愈过程。不管你是在冰面上滑倒，还是在球场上被绊倒，无论受伤是怎样发生的，你的膝关节及其周围组织都可能出现肿胀。这种肿胀是组织或韧带受到创伤而导致的出血，以及受损细胞向关节释放液体造成的。关节肿胀是身体启动炎症过程的信号，这是愈合过程中必不可少的正常步骤，对所有损伤来说都是如此。

虽然炎症对愈合至关重要，但它也会给膝关节带来一系列副作用，如疼痛、僵直和肌肉萎缩。

疼痛

你猜对了，炎症主要的副作用就是疼痛。膝关节内部结构的损伤会导致膝关节内液体增加。肿胀的膝关节中含有许多不同的化学物质，其中一些物质会使神经变得敏感。于是，你的神经向大脑发送信号，提醒它膝关节出了问题，你感受到的信号就是疼痛。

僵直

肿胀也是使膝关节产生僵硬感的原因。你应该还记得（或者刚知道）在受伤后屈曲膝关节有多困难。你可能会觉得膝关节很紧绷，似乎被填满了，或者好像是卡住了。这种僵硬感产生的原因便是关节内部肿胀。事情是这样发生的：每当膝关节屈曲和伸直时，构成膝关节的骨骼，即股骨和胫骨，会移动到膝关节自然形成的空腔里。而出现肿胀时，液体会滞留在这个空腔里。这时，你再屈曲膝关节，这些骨头的末端就会移动到充满液体的腔里，像个杠棒一样。这些液体无处可去，你的膝关节就会感到紧绷，导致其无法像平时那样自如屈曲。这种由肿胀引发的炎症和僵硬的联合作用导致疼痛加剧，对膝关节的肌肉产生影响，以致膝关节有时会无法活动。

肌肉萎缩

膝关节周围的肌群（股四头肌、腘绳肌和小腿肌肉）旨在产生可让你进行日常活动的力量，如步行、站立、坐下和运动。当膝关节受伤或接受手术治疗时，体内多种机制会抑制这些肌肉发挥作用。这是正常现象，也是身体的自我保护机制之一。你的身体限制了肌肉收缩的能力，结果就是肌肉萎缩。较小的肌肉无法提供你进行日常活动或喜爱的运动所需的力量。

一般患者在膝关节手术或受伤后的自然反应是根本不想移动膝关节，毕竟那样会很痛。这似乎是一种直觉，当某些结构损伤或破碎时，它就应保持静止以便愈合，但这远非事实。康复的秘诀是在手术后的第一天就开始轻柔地移动并加强膝关节力量。这种轻柔的动作有两个很大的好处：第一，它在膝关节内产生压力，有助于排出血液并消除肿胀，但代价是使膝关节神经敏感，疼痛增加；第二，它会对修复或重建的组织施加微妙的压力，这种轻柔的负荷有助于加速组织的愈合，并使其变得更坚固。

康复计划可以让你在受伤或手术后不久便安全地收缩膝关节周围的肌肉，并使你尽可能保持肌肉的大小和功能。然后，你应该实施结构合理的力量训练，以使受影响的肌肉恢复到伤前的力量水平（甚至比以前更好）。

前 6 周的目标

在康复阶段的前 6 周有 3 个主要目标，这也是所有伤病成功康复的共同目标：

- 恢复膝关节正常的屈伸（能够完全伸展膝关节，因为这很难恢复）。
- 消除肿胀。
- 确保股四头肌和腘绳肌能够独立而充分地收缩。

膝关节受伤后所有最佳结果的基础都是膝关节可充分屈曲和伸直，并且没有疼痛或肿胀，同时确保股四头肌能够独立、充分地收缩。达到这些目标的有效手段便是在手术后第一天或受伤后不久就开始定期实施有针对性的锻炼计划。我们在下面概述了一个简单的训练计划，将重点放在可以独立进行的训练上。这些训练的目的是改善膝关节的屈伸度（墙壁滑腿＋活动髌骨＋固定式健身脚踏车）、激活股四头肌（股四头肌收缩＋固定式健身脚踏车）并消除肿胀（冰敷＋固定式健身脚踏车＋墙壁滑腿）。这个计划可以每天重复多次。

物理治疗的锻炼与未受伤时的锻炼可能会有些不同。运动可能会使膝关节感到不适。不用担心，这是完全正常的，也是意料之中的。以 1～10 的等级来评价你的疼痛（1 级属于轻度疼痛，10 级属于极度疼痛）的话，一般规则是，1～4 级不适感是正常现象，而 7～10 级疼痛则是不良的信号。任何会产生 7～10 级疼痛的运动均属无效锻炼，应立即停止。

急性膝关节损伤训练计划（表 9.7）

表 9.7 急性膝关节损伤训练计划

锻炼项目	时间 / 组数 × 次数	频次	建议
墙壁滑腿	10 分钟	每天 3 次	当你的膝关节能良好屈曲时，可以把健侧腿放在上面来提供额外压力
活动髌骨	5 分钟	每天 3 次	如果手指朝桌子方向下移，则说明你做错了
股四头肌收缩	3 组 ×20 次	每天 3 次	你应该看到髌骨向髋部滑动，膝关节应外展
固定式健身脚踏车	10 分钟	每天 1～2 次	如果你的膝关节屈曲度不足以完成回旋动作，则可以前后摇摆以增加活动范围。另外，要将脚踏车座椅调高，脚要跖屈
冰敷	20 分钟	每天 3～4 次	冰敷间隔应至少为 20 分钟，以让皮肤从寒冷中恢复过来

墙壁滑腿：膝关节屈伸（图9.1）

开始：仰卧，髋部屈曲90°，双脚置于墙上。健侧腿的脚应在患侧腿下方并支撑患侧腿。

动作：将健侧腿的脚后跟顺着墙壁滑下去，始终保持患侧腿在上方，让你的膝关节屈曲。之后回到起始位置。

建议：屈曲到你感觉舒适的程度，直到感到僵硬或不适，或达到你的医疗团队建议的极限。

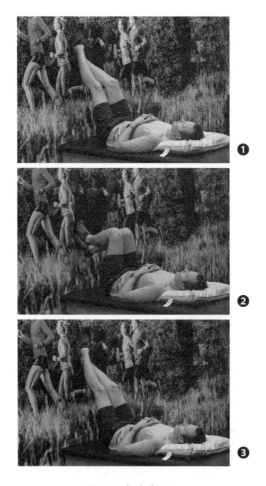

图 9.1 墙壁滑腿

活动髌骨：膝关节屈伸（图9.2）

开始： 坐在椅子或桌子上，患侧腿在体前伸直。将两只手的示指放在髌骨两侧。

动作： 左右滑动髌骨。

建议： 你的手指应左右移动。如果是把手指朝着桌子或地板向下移，那么你就只是在滑动髌骨上方的皮肤而已。

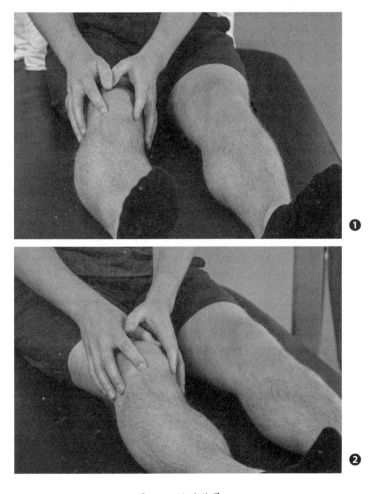

图9.2　活动髌骨

股四头肌收缩：恢复股四头肌功能（图 9.3）

开始：坐立，保持双腿伸直。

动作：通过收缩股四头肌，使髌骨向上朝髋部滑动。

建议：任何其他肌肉都不应辅助股四头肌完成这项工作。

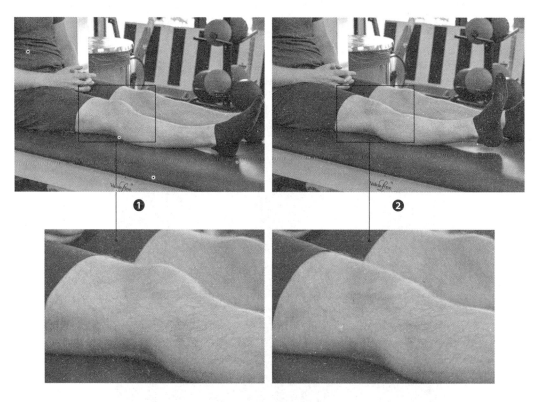

图 9.3　股四头肌收缩

固定式健身脚踏车：膝关节屈伸（图9.4）

开始：当你坐在脚踏车座椅上时，请设置座椅高度，以使下踩时膝关节屈曲可达 20°～30°。

动作：动作轻柔。

建议：感到舒适后，你可以将每分钟的转数增加到 70～80 次。

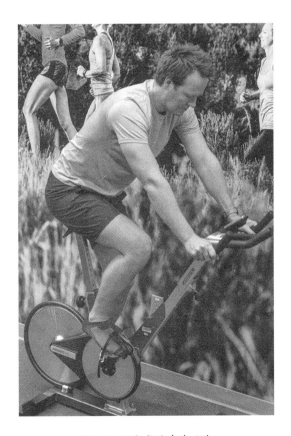

图 9.4　固定式健身脚踏车

冰敷

成功实现锻炼目标的关键是减轻痛苦。除了轻柔的动作外，冰是一种奇妙的镇痛药（可能是最好的），并且是术后疼痛控制策略中的关键要素。当你将冰敷在皮肤表面上时，敷冰区域中皮肤的神经纤维会产生额外的刺激。它们不仅要向大脑发送疼痛信号，还必须发送冷热信号，由此疼痛信号会被打乱，从而减轻疼痛。而且，冰还可以通过收缩血管（使血管变小）来帮助控制炎症和肿胀。冰敷是一种经济、有效的方法，你可以通过它积极地控制疼痛，同时减少炎症和肿胀。

当你在膝关节上敷冰时，确保你的皮肤和冰之间有一个保护屏障。在膝关节上包裹枕套是个不错的方法。将冰敷在膝关节上约 20 分钟，再拿下冰并休息 60 分钟，以使皮肤恢复至正常温度，然后再次施加冰块。在受伤或手术后的第一周，每天需完成此循环 4～6 次。第一周之后，你可以根据需要将频率降低到每天 1～3 次。

这需要时间

康复过程是一场马拉松，而不是短跑。有时候，你会取得长足的进步，而有时候，你可能会觉得自己没有收获，甚至退步了。这是完全正常的，也是意料之中的。可以帮助你解决该问题的策略之一是关注每周的改善情况。膝关节的屈曲度是否比一周前更大？如果是这样，那就太好了。你的股四头肌功能比上周加强了吗？如果是这样，那么你正走在正确的路上。利用这个机会来庆祝和奖励自己在康复过程中的小胜利吧。完全恢复仍需时间，但为了好的最终结果整个过程都是值得的。

恢复膝关节的力量

膝关节的屈曲和伸直功能恢复之后，就该专注于重建力量了。这将使你能够恢复日常生活中的常规活动，如上下楼梯；或者回归到体育运动中，如篮球或滑雪。拥有一个强大的膝关节但却不使用它是没有意义的！要使用膝关节，就要增强其周围肌肉的力量。这些肌肉不仅会提供行走、爬楼梯及跑步所需的力量，而且可以保护你的膝关节以免将来再受伤。

对于那些因关节炎或慢性疼痛而发生膝关节功能障碍的人，也可以采用下面介绍的力量训练计划。成功的秘诀是逐步增加膝关节负重：每次锻炼之间负荷的变化会很小，膝关节几乎察觉不到这种差异，但是随着时间的推移，这种累积效果就会变得很明显。每周你增加的负重或重复次数不得超过10%。

力量的三个组成部分的开发最好依次进行：

- 肌肉耐力：产生的力量可以持续多久。
- 肌肉强度：能产生多少力量。
- 肌肉性能：多快产生力量。

大约需要6周时间来最大限度地开发每个单独的组成部分。每个部分都有特定的训练参数，例如，你在每组之间需要休息的时间及重复次数，这会影响你的开发效率。

肌肉耐力训练（表 9.8）

表 9.8　肌肉耐力训练

锻炼项目	组数 × 次数（时间）	每组之间休息时长
双腿推蹬	3 组 ×15 次	45 秒
自重深蹲	3 组 ×15 次	45 秒
双腿臀桥 + 单侧抬腿	3 组 ×15 次	45 秒
罗马尼亚硬拉	3 组 ×15 次	45 秒
深蹲团身跳	3 组 ×60 秒	45 秒

双腿推蹬（图9.5）

开始：根据机器的不同类型，你可以坐着，也可以仰卧。膝关节要屈曲到70°～90°。

动作：用股四头肌和臀大肌的力量来推动双腿并伸直。

建议：注意不要只锻炼单侧腿，应该同时伸直它们。

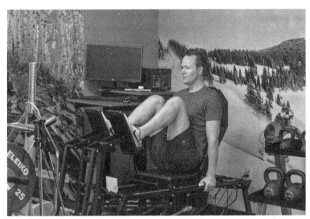

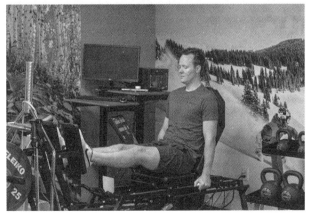

图9.5　双腿推蹬

自重深蹲（图 9.6）

开始：开始时站立，双脚分开，略比肩宽。

动作：首先屈髋，再屈曲膝关节。将身体的重心下移，直到膝关节屈曲到 70°～90°。然后回到起始位置。

建议：你的体重应该平均分配在两条腿上。

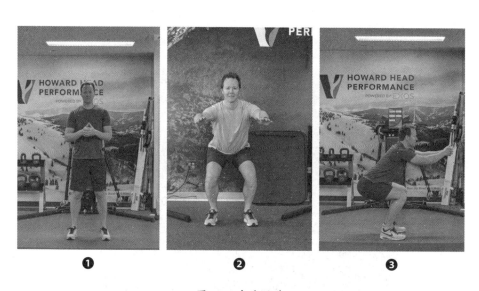

图 9.6　自重深蹲

双腿臀桥 + 单侧抬腿（图 9.7）

开始：仰卧，屈曲髋部和膝关节。双脚脚跟与臀部的距离小于 2 个拳头的宽度。

动作：收缩臀大肌，将臀部抬离地面。完成这个动作时，你的肩膀、髋部和大腿应呈一条直线。保持这个姿势，将其中一条腿抬起到离地面 2～3 英寸[①]，保持 5 秒。将抬起的腿落回至地面。

建议：如果运动时你是用臀大肌发力，就不应该感觉到你的腘绳肌或下背部在用力。

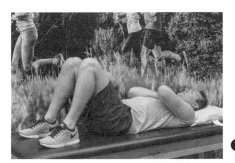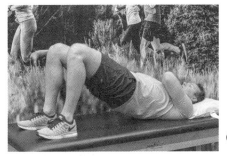
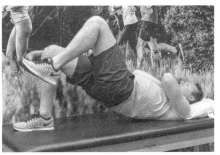

图 9.7　双腿臀桥 + 单侧抬腿

---

① 1 英寸 = 2.54 厘米 ——编者注

罗马尼亚硬拉（图 9.8）

开始：用患侧腿站立，膝关节略微屈曲，健侧腿伸直并微微后伸。直杆可以帮你使头、肩、髋对齐。

动作：保持后腿伸直，前腿髋部屈曲，并降低胸部靠近地面。降低重心，直到你觉得腘绳肌绷紧。

建议：整个锻炼过程中，患侧腿的膝关节位置应保持不变。

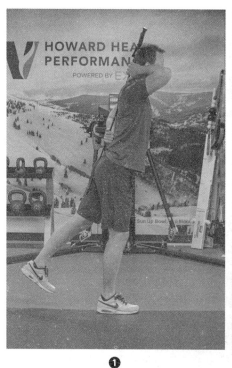 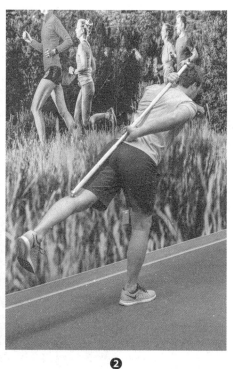

❶   ❷

图 9.8　罗马尼亚硬拉

深蹲团身跳（图 9.9）

开始：从站姿开始，将手臂伸向身体前方，屈曲髋部和膝关节形成深蹲姿势，类似于速降滑雪运动员的姿势。

动作：收缩股四头肌，产生小幅度的膝关节摆动。

建议：摆动你的膝关节而不是髋部。

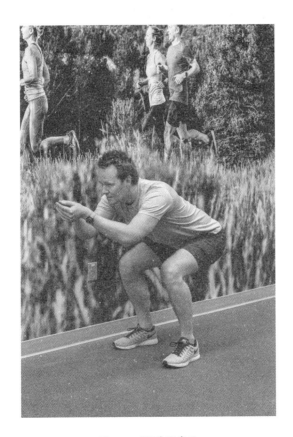

图 9.9　深蹲团身跳

肌肉强度训练（表9.9）

表 9.9　肌肉强度训练

锻炼项目	组数 × 次数	每组之间休息时长
单腿推蹬	3 组 ×12 次	2 分钟
单腿深蹲	3 组 ×12 次	2 分钟
带壶铃的高箱台阶运动	3 组 ×12 次	2 分钟
带壶铃的罗马尼亚硬拉	3 组 ×12 次	2 分钟
带阻力带的深蹲团身跳	3 组 ×12 次	2 分钟

单腿推蹬（图 9.10）

开始：根据机器的不同类型，你可以坐着，也可以仰卧。你的膝关节要屈曲到 70°～90°。

动作：收缩股四头肌和臀大肌来推动腿部并伸直。

建议：完成这个动作时膝关节应该是伸直的，而不是轻微屈曲的。

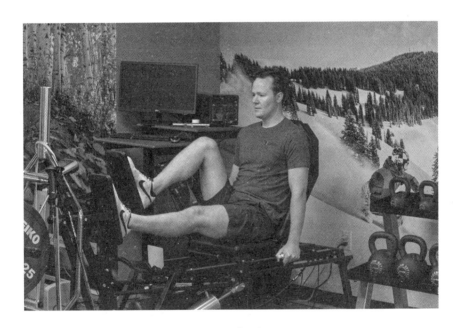

图 9.10　单腿推蹬

单腿深蹲（图 9.11）

开始：单腿站立，保持平衡，双臂以运动姿势放在身体两侧。抬起的腿稍微屈曲，放在身体重心后侧。

动作：站立腿屈曲下蹲到 60°～90°，另一条腿向后伸出以保持平衡（按图 9.11 通过手臂保持平衡）。回到直立位，动作结束。

建议：慢慢地、有控制地来完成这个动作，这既是一种力量练习，又是一种平衡性和本体感觉的练习。

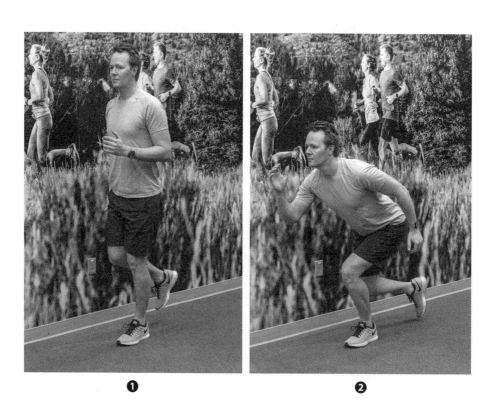

图 9.11　单腿深蹲

带壶铃的高箱台阶运动（图 9.12）

开始： 站在箱子前面，每只手各握一个壶铃。

动作： 用患侧腿向前迈步，踩到箱子上。收缩股四头肌和臀大肌来伸展前腿的髋部和膝关节，完成站在箱子上的动作。后退一步离开箱子，用前腿（即患侧腿）将身体带回到地面，即回到开始的位置。

建议： 使用前腿力量来驱动身体站到箱子上，而不是后腿。

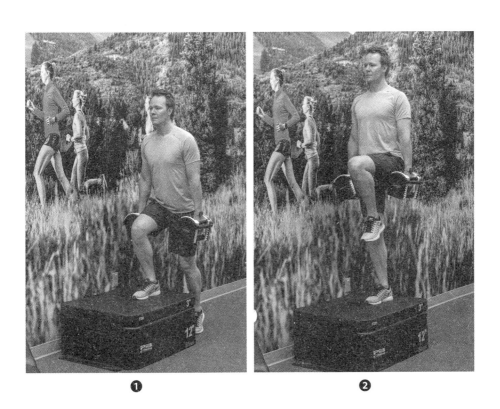

图 9.12　带壶铃的高箱台阶运动

带壶铃的罗马尼亚硬拉（图9.13）

开始：用患侧腿站立，膝关节略微屈曲，健侧腿伸直并微微后伸。用站立腿的对侧手握住壶铃。

动作：保持后腿伸直，屈曲站立腿的髋部，降低胸部靠近地面。降低身体重心，直到你觉得腘绳肌绷紧。

建议：整个锻炼过程中，患侧腿的膝关节位置应保持不变。

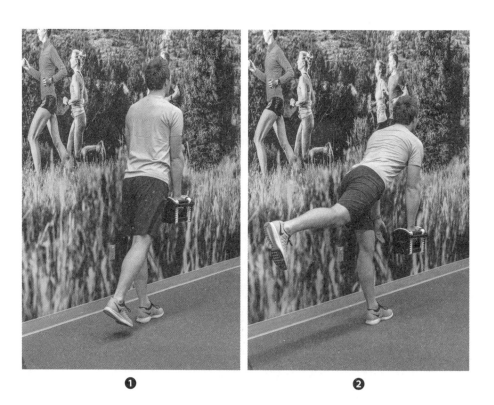

① ②

图9.13　带壶铃的罗马尼亚硬拉

带阻力带的深蹲团身跳（图 9.14）

开始： 在腰部绑一条弹性阻力带。坐在长凳或椅子上，将绑带的两侧拉紧，然后用脚踩住阻力带，使其绷紧。从坐姿开始，将手臂伸向身体前方，稍微伸展髋部和膝关节，形成深蹲姿势，类似于速降滑雪运动员的姿势。

动作： 收缩股四头肌，略微摆动你的膝关节。运动时，阻力带两端应是拉紧的。

建议： 摆动你的膝关节而不是髋部。

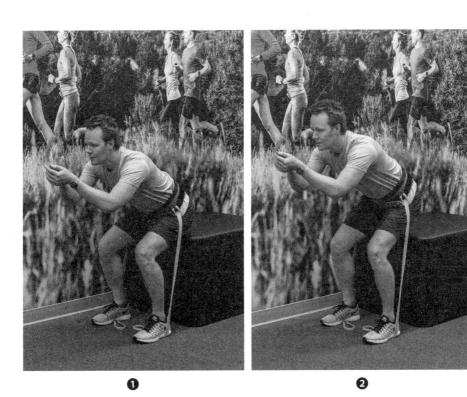

❶　　　　　　　　　　❷

图 9.14　带阻力带的深蹲团身跳

肌肉性能训练（表 9.10）

表 9.10　肌肉性能训练

锻炼项目	组数 × 次数	每组之间休息时长
单腿推蹬	5 组 ×6 次	3 分钟
分腿蹲跳	3 组 ×6 次（每条腿）	3 分钟
高箱跳	5 组 ×6 次	3 分钟
团身 1:4 跳	5 组 ×6 次	3 分钟

单腿推蹬（图 9.15）

开始：根据机器的不同类型，你可以坐着，也可以仰卧。你的膝关节要屈曲到 70°～90°。

动作：收缩股四头肌和臀大肌来推动腿部并伸直。

建议：完成这个动作时膝关节应该是伸直的，而不是轻微屈曲的。

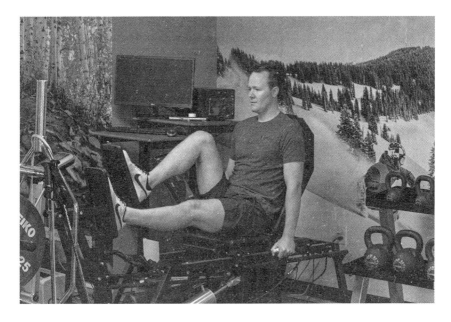

图 9.15　单腿推蹬

分腿蹲跳（图 9.16）

开始： 从站立姿势开始，一只脚向后迈出，形成弓步姿势，前腿膝关节屈曲，后腿膝关节几乎着地。

动作： 伸直双腿，尽量往上跳，过程中摆动你的手臂来提供动力。

建议： 通过双腿前后互换跳跃来获得相应效果。

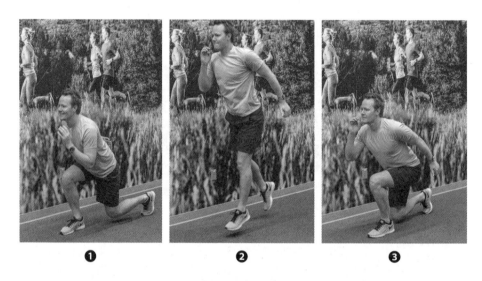

图 9.16　分腿蹲跳

高箱跳（图 9.17）

开始： 面对箱子站立，双脚分开，与肩同宽。

动作： 屈曲膝关节和髋部形成蹲位，将双臂伸直置于身后。伸展髋部和膝关节，挥动手臂，然后轻柔地跳上箱子。

建议： 慢慢走下箱子，而不是跳回到起始位置。

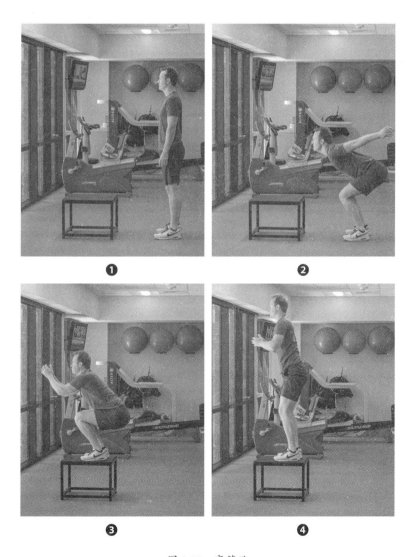

图 9.17　高箱跳

团身 1：4 跳（图 9.18）

开始：站立，将手臂伸向身体前方，屈曲髋部和膝关节形成深蹲姿势，类似于速降滑雪运动员的姿势。

动作：收缩股四头肌，略微摆动膝关节。在第四次摆动时，伸直髋部和膝关节，跳离地面。回到地面至起始位置，然后继续摆动膝关节。

建议：摆动你的膝关节而不是髋部。

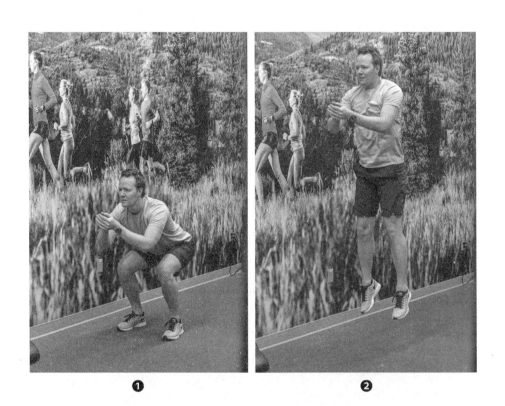

❶   ❷

图 9.18   团身 1：4 跳

你应该多久进行一次这些练习？关于这个问题的回答千差万别，很难将所有情况一概而论。通常，每周完成 3 次这项锻炼计划，每次锻炼后休息 1 天的人力量会得到很大提升。对于那些有更多复健时间或运动目标较高的人，可能适合每周 4 天的锻炼计划。在这种情况下，可以选择运动和休息交替进行的日常训练，这样，一周之中就有 4 个标准的运动日和 3 个休息日。一定要先和你的医生确认适合你个人情况的锻炼方式。

需要多长时间才能好转

每个人花费在理疗康复上的时间可能有很大的不同，这取决于你的膝伤类型及你的康复目标。如果你的目标只是不用拐杖或其他助行器来行走，通常在几周到几个月就能达成。如果你对运动目标要求较高，则需要更长时间。当你觉得膝关节舒适自在，你的医疗团队认为治疗和康复达到了效果，并且你还通过了力量和功能运动测试（请参见第 283 页），就可以重新参与体育运动及其他活动。你可以在没有步行辅助设备的情况下行走，通常基于三个方面：①你的膝关节已经痊愈，可以完全、稳定地承重；②你能够在没有步行辅助设备的情况下正常行走（不跛行）；③你觉得舒适，并想脱离步行辅助设备。下面提供了几点关于恢复时间的参考范围：

- 膝关节重建和修复术后患者至少需要 6 周才能恢复到可以承受运动负荷的程度。大多数患者在术后 6～12 个月内能够恢复运动水平。
- 多数骨损伤会在 6～8 周完全愈合。患者多在骨折后的 3～6 个月内恢复运动。
- 大多数肌肉损伤患者需要 4～6 周才能完全康复。患者多在肌肉损伤后的 4～12 周恢复运动水平。

- 大多数接受全膝关节置换术的患者能够立即承重，并且可以在几天到几周的时间内脱离助行器的辅助。一些患者在术后的几周内就可以散步，甚至是打高尔夫球。

你可以的

从任何膝伤中恢复都是一个挑战。膝伤引起的疼痛会导致你不能做自己喜欢做的事，甚至会影响你的工作状态。但是，有了良好的康复计划和强大的支持团队（包括医务人员、家人和朋友），你一定能卓有成效地稳步康复。你越是坚持、努力，就越有可能恢复常态，回到自己喜爱的活动中。相信自己，你可以的！

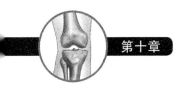

第十章

减重和健康饮食

食物如何影响你的恢复

这一章并不是要对你的肥胖给予羞辱，也不是要告诉你，糖果将永远从你的生活中消失，仿佛它们就像电影《呆呆向前冲》(*The Waterboy*)中主角的母亲所说的那样，是"魔鬼"。它并不如洪水猛兽般可怕，因为我们医生和任何人一样也喜欢饼干甜点。也就是说，如果你想最大化你的治愈潜力，我们建议你从整体上仔细了解自己的饮食。本章的目的是帮助你了解食物选择如何影响膝关节的康复。你需要确保自己摄入的营养是均衡的，此外我们建议你在食谱中加入抗炎食品。我们将探讨某些食物与炎症之间的关系。但是首先，我们需要探讨一下如何保持健康的体重，以及它会为你的膝关节带来什么好处。

体重和健康

我一直都是许多人所说的大号儿童。从我出生的那一天起，我的成长速度就超过了平均发育水平的120%，并且一直保持在这个水平。因为我在这么小的年纪就有这么大的个头，教练们总是力争我能参加比赛。橄榄球、篮球和棒球是我童年生活的全部，占据了我的大部分时间。小学六年级时，我开始为当地的流行华纳联盟联赛打橄榄球。从第一天起，我就迷上了这个运动。我在队内负责进攻截锋，也非常擅长。

作为一名内线球员，我很容易因为身体的移动和后场的动作而导致膝关节受伤。我参加比赛的第二年就开始频繁忙于统计自己受伤的数据。在我12岁的时候，我撕裂了我的内侧副韧带并损坏了半月板，这是大多数该年龄段的孩子都没有经历过的事情。我设法使膝关节恢复，并在几周后回到赛场。上高中后，我的父母和医生认为我应该戴上膝关节矫正器，以避免像几年前那样再次受伤。

尽管戴了这些矫形器，我仍然无法避免膝伤。大学二年级的时候，我右膝的内侧副韧带撕裂了，与之前撕裂的位置一样，只是这次更加严重。我花了5周时间限制活动，但很幸运的是，我及时回到了篮球赛季。就在这时，我开始注意到我的右膝关节在运动后常常会疼痛。当我的内侧副韧带撕裂时，半月板也出现了损伤，而且在我很年轻的时候，我的软骨就开始流失。高中毕业后，我开始大量被甲级联赛的橄榄球项目招募，专攻进攻截锋。显而易见，继续打橄榄球可以帮助支付上学的费用，所以我在那只篮子里放了更多的鸡蛋。我不再打篮球，而是努力增加体重和塑造体型，以帮助我成为一名优秀的进攻前锋。大二的时候，我身高6英尺，体重250磅。到了大三，我身高6英尺6英寸，体重275磅。随着体重增加，膝关节疼痛也变得更糟。

我在西雅图的华盛顿大学获得了奖学金。要成为一名大学进攻前锋（或者至少是一名优秀的前锋），体重需要超过 300 磅。要想获得更大的力量，你必须拥有更大的重量。当你只有 260 磅时，想要牛冲并不容易，而最终要实现的目标是进入四分卫的圈中。大多数大学橄榄球队都喜欢让他们的进攻队员穿上红色球衣，也就是说，让他们在候补席上坐个两三年的时间。然后当他们准备好了，便可以作为一个初级或高级球员上场参赛。如果新手不熟悉进攻线战术，一个方法可以做到这一点，那就是拼冲击力。身体的发育是如此关键，如果体型偏小的话，从事橄榄球运动几乎可以说是对健康的危害。

我很幸运能穿红色球衣，但我们缺少进攻前锋，因此第二年我就被迫出战。实际上，我的身体还没准备好上场。我在举重室中可能显得格外强壮，但是臀部和腿部的力量不足以产生对抗所需的冲击力。那一年，我在力量和技术教练的催促下增加了体重。很快，我的体重就增加到了 315 磅，开始看起来像那个角色了。

也正是由此，我的伤病开始增多。大二的时候，我的左臂在开场时骨折了，我的脚和手腕也骨折了，后来才发现我的背部也骨折了。膝关节疼痛也随之加剧，以至于我必须在每场比赛和训练后用冰敷膝关节，以防止肿胀。需要膝关节排空积液的情况更加普遍了，不久我就开始接受可的松和润滑液注射以帮助缓解软骨磨损。

那是我大学的最后一年，我的膝关节终于挥舞白旗。在秋季训练营的一天，我扭伤了膝关节，感觉有些不对劲。我的膝关节无法屈曲或移动到屈曲位置。经过仔细的医学检查，结果发现我右膝关节的软骨几乎消失了。每次屈曲膝关节时，髌骨就会刮掉剩下的软骨。我们队的工作人员想尽一切办法让我回到球场上。最后，大约 4 周后，我的病情开始好转。这次是我们的主场揭幕战，我不想错过与劲敌的比赛。尽管疼痛难耐，我还是训练了一周。到了比赛那天，我服用了大量的药物，并设法打完了整个比赛。但是赛后第二天，当我醒来时，我无法起床。我非常痛苦，甚至连腿都动不了。我的膝关节肿得很厉害，显然是在对我前一天的行为给予抗议。在我和医生再次交谈后，他们告诉我，我的职业生涯可能要就此结束，不能再打橄榄球了。我不得不错过大四的大部分赛季，也无法参加美国职业橄榄球大联盟。作为一个从业了三年的职业选手、球队队长和一个把一切都抛在身后的孩子，我被迫离开了我无比热爱的比赛。

但仍有一线希望。现在，在我减了70多磅之后，我的膝关节疼痛变得容易控制了。我可以用减少伤痛的方式进行大部分的锻炼，但是我不得不避免诸如篮球和跑步这样的活动。未来我肯定需要一个新的膝关节，但目前我还能凑合着用。

——本·里瓦（Ben Riva），大学前橄榄球运动员

的确，我们大多数人都不会遭遇如此严重的创伤。但是，我们想借里瓦先生的故事开始本章，以说明体重对膝关节健康的巨大影响。当你因为骨关节炎的早期症状去看医生时，他们通常会建议你非手术治疗，而且几乎所有医生推荐的第一选择便是减重。

膝关节就是所谓的负重关节。与手臂不同，手臂大部分不会承受很大的负担，膝关节会不断承受你的体重和施加于其上的其他力量。这有点像尤达大师所说的："你必须感受到周围的力量。"你有没有穿着负重背心做过锻炼？我们敢打赌，你立刻就能感觉出与无负重锻炼的不同，当然，你的膝关节也能立刻感受到不同。

随着时间的推移，额外的重量对膝关节的影响会渐渐显现。首当其冲的就是膝关节的平衡性。膝关节在股骨和胫骨之间有一个由软组织（半月板和软骨）组成的空间。请试着把半月板想象成人们可以坐在上面的一个充气甜甜圈。从逻辑上推断，如果一个小孩坐在甜甜圈上，它的变形会比一个成年人坐在上面时小得多。这是因为在后一种情况下，更多的质量和更多的力被置于甜甜圈上。同样的原理也可以用来解释半月板受力时的影响。你施加的

重量越多，它变形和磨损的可能性就越大。一旦你用完了软组织保护剂，就会出现骨与骨的接触，从而导致骨关节炎，很不幸，这是一个不可逆的退行性过程。此外，如果你给膝关节施加了太多的重量和力量，会使它变得不够稳定，由此仅再稍微施加一点力就会产生严重创伤的风险（比如膝关节脱位）。

那些喜欢做数学题的人可以来算算：根据你所做的活动，你膝关节承受的力是你体重的 2～6 倍。所以每增加 1 千克体重，就是增加 2～6 牛顿的力在膝关节上。这看起来似乎不算多，但换个角度看，如果美国男性的平均体重增加了 10%，或者说增加了 20 磅，那么当他们完成一个简单的动作，比如从坐姿起身时，他们的膝关节就会承受增加 90 磅的力量！对于普通的美国女性而言，这将是 72 磅的力量。这些都不是微不足道的数额，尤其是考虑到一天中你会进行好几次这样的动作（如站起坐下），更不用说更复杂的动作了。

好消息是，减重真的会有帮助，即使只是一点点！想象一下你的手臂上现在有淤伤。如果有人轻轻按压这个淤伤，你可能觉得有点疼，但可以忍受。但如果有人非常用力地戳它，痛感显然会增倍。同样地，一旦你得了关节炎，构成膝关节的骨头上就会有"淤伤"，而且这种淤伤不会消失。但是，你可以通过减少按压的力量来减轻疼痛，即减轻体重。因此，医生对被诊断为关节炎的人建议的第一件事就是减重，这可以帮助其日后避免手术。

20 世纪 90 年代在美国弗雷明汉有关骨关节炎的研究表明，体重与骨关节炎发病密切相关。肥胖男性患骨关节炎的风险是普通人的 5 倍，肥胖女性患骨关节炎的风险是普通人的 4 倍。对于女性而言，只要减掉 11 磅就可以将患骨关节炎的风险降低 50%。

其他类似的研究也印证了这些发现，最近的研究表明，身体质量指数（BMI）每增加 2 个单位（约 5 千克），患骨关节炎的概率就会增加 36%。这些研究还表明，89% 接受减重手术（平均体重减轻 44 千克或 97 磅）的患者至少一个关节的骨关节炎疼痛能得到缓解。这再次强调，体重引发的风险是可控的。

这些数据都表明，肥胖和骨关节炎不仅有千丝万缕的联系，甚至可以通过减少体重来降低相关患病风险。本章开头的患者里瓦和许多像他一样的患者发现，仅仅通过减重，膝关节疼痛的症状就得到了显著改善。

那么应该如何减重呢？需要声明的是，我们不是那些明星教练或超级教练。我们只是提供一些基于科学的建议和医学专业人员。对抗肥胖的最简单的方法是，一开始就不要让自己肥胖。虽然这不是许多人想要听到的答案，但这是事实。一开始就保持健康的体重要比减掉增加的体重并保持容易得多，尽管后者是可以实现的。

但原因实际上比你想象的要复杂得多。一旦你达到新的体重，它就会成为你身体的新基准。当你的身体进入新常态时，你体内不同激素，如胰高血糖素、胰岛素、皮质醇和其他激素的循环水平就会发生变化，所有这些激素都会影响你代谢所摄入物质的能力。

因此，关键是要努力保持健康的体重，不管你现在的体重是多少。方法不外乎这些：吃健康的饮食，尽量合理配比，试着每周至少锻炼三次。

如果你想减重，方法就是燃烧比摄入更多的卡路里。虽然实施起来可能较复杂，但为了易于理解，我们先从以下开始。如果你每天消耗的卡路里比摄入的多，你的身体就必须启用储备能量。在大多数情况下，储备能量就是你体内的脂肪。

脂肪的主要作用是在需要时提供能量。你可以把它想象成一个额外的储油罐，如果你的主油箱用完了，你还可以通过它来继续驾驶汽车。再举个例子，想想冬眠的熊：熊和许多动物会在夏秋两季吃得过多，从而能在体内储存脂肪，以便在冬季食物匮乏时为身体提供能量。我们的身体同样有一个季节性时钟，该时钟被设置成为度过寒冬储存多余脂肪。这些脂肪可以被燃烧来产生能量，就像木柴生火一样。其他动物的体重会随着季节的变化而大幅波动。但是，人类的体重并不会如此变化。如今我们的食物总是很丰富，因此，可以长期保持相对稳定的体重，而不用在秋天开始囤积脂肪，直到夏季才开始消耗。

关键的一点是，脂肪是可以增加的，也是可以减少的，而减重的关键原则就是摄入要比消耗少。你或许会问：我们怎么知道自己消耗了多少，摄入了多少？即使是在几年前，要想弄清楚这一点也相当困难，而且需要耗费大量时间。这需要测量你的食物重量，计算卡路里，并试着估算你在运动中消耗的卡路里。如今，我们生活在存在智能手表、应用程序的便捷时代。如果你把智能手表戴在手腕上，大多数手表会记录你一整天燃烧的卡路里。你还可以在手机上下载一款应用程序，把你的饮食记录进去，这也是追踪卡路里摄入量的一个简单方法。摄入减去消耗得到负数值，就是理想结果。你如何做到这一点并不那么重要，也没有绝对正确的方法，但这些策略被证明是更有效率的，尤其是在我们快节奏的生活中，有时你似乎感觉都没有足够的时间去趟卫生间，更不用说锻炼了。

许多人出于各种原因而难以节食，这是可以理解的。以下是我们对一些常见问题的回答，有了这些提示和技巧，你就可以按照自己的意愿继续追求目标。

我应该尝试哪种节食方式？ 饮食方式主要有原始饮食、无麸质、素食、严格素食、地中海饮食、（吃鱼不吃肉的）半素食。看到这些，大家可能都会感到很困惑。大型人群队列研究已经对这些饮食法进行了比较。最近，随着有机、素食和纯素饮食的流行，还有更多内容值得探究。几乎所有饮食研究的问题都在于它们并不可控，还有太多其他变量，比如人们的生活习惯、遗传、性别、年龄、种族、整体健康状况等。很多数据表明，饮食对心脏健康、癌症、糖尿病、寿命等来说影响重大，然而，并没有确定的、无偏见的数据表明哪一种饮食法是最好的。根据综合的证据分析，对大多数人来说最有健康优势的饮食法可能是地中海饮食。但是，每个人的情况各不相同，究竟什么饮食法最好可能是医学和科学的一个重大发展领域。这些方案中也有共通之处，以供参考。例如，要注意你的卡路里，目标是达到每日建议摄入量的蛋白质、维生素、矿物质和必需脂肪，并进行尽可能全面、均衡的饮食。

我在节食上作弊了，我应该就此放弃吗？ 永远不要在飞机上、火车上或任何地方吃作弊餐（零食、汉堡、比萨）？这种想法其实是错误的。很多健康的人，甚至是拥有结实腹肌的名人，都会吃一顿"作弊餐"。所以时不时地作弊也无伤大雅，不要过度就好。我们认为在一天 75%～80% 的时间里保持饮食习惯即可。因此，如果你在一周内严格实施健康饮食方案，你可以选择在周末犒劳自己。关键在于坚持下去，适度放纵也无妨。

我应该间歇性禁食吗？ 这个话题有很多相关书籍和公开讨论平台，所以我们建议你尽量从专家那里学习。该策略的基本原则是限制每天的进餐时间。或许你可以每天只在中午至晚上 8:00 之间用餐；或许一周中有一天你选择不吃饭。尽管这看起来很严苛，但有些人喜欢严格的时间表。那么你就不必考虑每顿饭吃什么，只考虑从时间点 A 到时间点 B 吃东西就可以。它的基本原理是这样的：如果你每天进食的时间变少，那么你摄入的总卡路里就会变少（减少卡路里也是这个公式的一部分）。

那相反的情况呢 —— 少食多餐？ 举例来说，就是每天只吃六顿小餐，而不是吃三顿正常规格大小的餐。有关此节食法的数据无处不在，一些研究表明，少食多餐会降低胰岛素抵抗并减轻体重（也许是由于代谢效应）。其他研究也表明，节食方案中重要的是消耗和燃烧的总热量。这说明，控制进食时间和少食多餐这两种方法都很有效。

饮食失调注意事项

本节旨在说明你应该努力保持健康饮食。如果你有饮食失调的病史，那么监测卡路里的节食方案可能会引发失调。我们建议与你的医生合作，以确保你拥有适当的能量和营养以促进术后愈合。

接下来再来看看有关锻炼的一些技巧和建议。

我应该做些什么运动? 我们建议的是高强度间歇训练（HIIT）。如果每天你只有 30 分钟的时间来做运动，那它正合适，但这 30 分钟里你要拼命运动。它不需要什么特别的准备，你不用像做综合健身、忍者障碍训练或泰坦健身那样寻求花样。只需跳上固定式健身脚踏车，然后花 30 分钟全力以赴，就已足够。但是，不要边锻炼边分心，如给朋友发短信的同时漫不经心地踩着脚踏，最后疑惑为什么看不到结果。请记住，就像对待生活中的大多数事物一样，你需要专心致志。

一天中最佳锻炼时间是什么时候? 虽然关于一天中最佳健身时间的数据有很多，但由于个人工作、家庭义务和生活，你可能没有太多的选择，所以最佳健身时间就是适合你的时间。如果你的时间很灵活，想感受细节，那么在早上起床就锻炼，尤其是做有氧运动或 HIIT，可以帮助你减轻更多的体重，这和你早上的皮质醇水平有关。然而，锻炼肌肉的最佳时间实际上是在中午之后和傍晚早些时候。

我如何保持动力? 这可能是健身过程中最困难的部分。首先要找到执行的动力。设定目标，尤其是设置具体的目标，会非常有帮助。前文已经强调，设定适当目标可以给患者的物理治疗和外科手术带来积极作用。一旦患者有具体的目标，如"我想回到大学足球队""我希望能在蜜月期徒步旅行"或"我想不用球车也能打 18 洞"，往往都会做得很好，因为他们知道他们想要什么，并且有明确的表现来跟踪他们的进展。锻炼也应如此。不要只说"我想减重"。设置一个数字，然后给自己一个想要达到的目标。这些目标可能与治疗目标非常契合。要更进一步，请写下你的目标。研究表明，那些将目标书写并生动地描绘出来的人更有可能实现这些目标，因此不妨拿出笔和记事本试一试。

食物和治愈

不仅你摄入的卡路里会影响体重，你选择的食物也可能影响你的伤口愈合、力量恢复和炎症。让我们先从常量营养素开始，蛋白质、碳水化合物和脂肪这些营养素是构成食物的主要成分。

蛋白质

蛋白质是构建肌肉的关键成分（这就是健美运动员没完没了地谈论蛋白质，以及通过蛋白质粉、蛋白质棒等获取更多蛋白质的原因）。蛋白质由氨基酸组成，氨基酸是肌肉的基础，因此在饮食中起着不可低估的作用。

在身体恢复过程中，蛋白质的摄入尤其重要，因为受损组织需要蛋白质才能治愈。大量研究表明，摄入低水平的蛋白质会导致胶原蛋白（构成肌肉、皮肤、肌腱、韧带和骨骼的一种蛋白质）的形成减少，从而导致愈合能力下降。蛋白质对愈合手术中受损的、需修复和重建的组织很有价值，在恢复期间也能重建你的肌肉。另一方面，摄入过多的蛋白质会导致消化系统、血管和肾脏的异常。那么正确的摄入量应是多少？虽然还不是很明确，但最近的研究建议，每千克体重摄入应不少于 0.8 克蛋白质，且不超过 2 克。也就是说，一个普通的成年女性（150 磅，约 68 千克）每天应该摄入 54～136 克蛋白质，最佳摄入量是这中间的某个值。

蛋白质有多种形状、大小或类型。动物产品如肉、禽、鱼，这些都是蛋白质的良好来源。你可能还听说过乳清和酪蛋白（基于牛奶的蛋白质）。蛋白质也来源于许多植物，如豆类和小扁豆、酱油（来自大豆）、坚果和豌豆蛋白（从豌豆中提取的蛋白质，常见于植物蛋白粉）。目前并没有公认的最佳蛋白质来源。适度摄入它们都会为健康带来好处，过多则会带来不良影响。例如，吃太多乳清会引起消化问题；红肉摄入过多会增加患心脏病的风险；大豆蛋白摄入过多可能会影响血液中的雌激素水平。我们发现"过犹不及"适用于生活中的大多数事情，包括食物。我们建议吃各种蛋白质，但要适量。

下面列出了一些比较常见的食物，这些食物都是很好的蛋白质来源：

6 盎司 ① 鸡胸肉

大约 280 卡路里，6 克脂肪，0 克碳水化合物，52 克蛋白质。

6 盎司西冷牛排

大约 414 卡路里，24 克脂肪，0 克碳水化合物，46 克蛋白质。

6 盎司太平洋鳕鱼（新鲜捕获）

大约 140 卡路里，1 克脂肪，0 克碳水化合物，30 克蛋白质。

6 盎司黑豆

大约 175 卡路里，1.6 克脂肪，105 克碳水化合物，36 克蛋白质。

6 盎司小扁豆

大约 194 卡路里，0 克脂肪，35 克碳水化合物，15 克蛋白质。

6 盎司豆腐

大约 129 卡路里，8 克脂肪，3.2 克碳水化合物（其中 0.5 克是纤维），14 克蛋白质。

一匙植物蛋白粉

大约 130 卡路里，2 克脂肪，8 克碳水化合物，21 克蛋白质。

① 1 盎司≈28.35 克。——编者注

一杯煮熟的藜麦

大约 222 卡路里，3.5 克脂肪，39 克碳水化合物，8 克蛋白质。

不知道饮食中含有多少蛋白质怎么办？对于没有营养成分标签的食品，如新鲜农产品和肉类，通常可以通过在线搜索来简单查询营养信息。网站 Livestrong.com 和应用程序 MyFitnessPal 都是比较有用的工具，可用来跟踪你的饮食习惯及查询不同食物的营养成分。

碳水化合物

碳水化合物在当今饮食界备受唾弃。根据杂志和一些专家的说法，它们是癌症、糖尿病、心脏病、早期衰老和家庭遗传病的诱因。但它们并不是这些疾病的全部原因！虽然有些碳水化合物确实缺乏实质性的营养价值，但你的身体需要碳水化合物来提供能量。与蛋白质相似，碳水化合物的种类也很多。本节只简单将碳水化合物归结为两种：简单碳水化合物和复杂碳水化合物。复杂的碳水化合物体积更大，它们需要更长的时间才能消化。这类碳水化合物的来源包括燕麦、糙米、全麦面包和全谷物面食等，还包括淀粉类蔬菜，如土豆、欧洲防风草、南瓜类、绿豌豆、玉米等。这些碳水化合物非常有利于你的消化和大便形成，并且还富含维生素。摄入复杂碳水化合物也有助于延长饱腹感，给你提供更持久的能量。

为什么复杂碳水化合物在术后很重要？不知你是否听说过《大家来大便》（Everyone Poops）这本书？这位作者肯定不知道麻醉和阿片类药物在手术后的作用，因为这两种神奇的东西通常会让排便变得异常困难。说句题外话，你真的不能低估不能排便的难受程度。你可以从药物治疗中得到帮助，但保持大便规律的三个关键是：运动、富含复杂碳水化合物的均衡饮食和充足的水分。富含复杂碳水化合物的食物中含有大量纤维，是帮助你形成坚实大便的关键。纤维对于消化健康非常重要，因为它是人体无法消化的碳水化合物，通常在体内不被消化而形成粪便。它还有助于调节饥饿和身体的糖分。纤维可以单独服用，如美达施膳食纤维粉；它也可以从许多天然来源中获得，包括水果和蔬菜，如花椰菜、梨、鳄梨、覆盆子、朝鲜蓟、小扁豆和孢子甘蓝。

除了促进排便外，复杂碳水化合物还具有许多其他好处。例如，大米富含维生素 B 族，对健康和能量有益；菠菜等绿叶蔬菜富含维生素 C，这是治愈疾病的关键成分，更不用说其本身作用 —— 预防坏血病了。通常来说，蔬菜和水果也是多种维生素和矿物质的良好来源。胡萝卜和甘薯是维生素 A 的良好来源；菠菜、君菜菜，萝卜和芦笋都是维生素 E 的来源；长叶莴苣、孢子甘蓝和菠菜都是维生素 K 的重要来源。这些维生素对你的营养至关重要，在脂肪部分我们将再次提及它们。

第二类碳水化合物是简单碳水化合物。顾名思义，它们的化学式更简单、体积更小、被消化的速度更快，因此可以更快地被吸收和利用。这类碳水化合物的代表是糖，多见于水果及一些蔬菜，当然也常来源于人工甜味剂和加工食品，如糖果和烘焙食品。简单碳水化合物对于快速补充能量（锻炼或康复）很有帮助。尽管从营养学角度来看，甜食主要只对你的味蕾有好处，偶尔的自我款待可以让你分泌一些内啡肽，令大脑产生快乐和满足感，但这个好处不应该被忽视。因为研究表明，你的情绪是整个康复过程中至关重要的因素，甚至被证明可以提高伤口愈合的速度。

话虽如此，一个人如果摄入过多的简单碳水化合物，即摄入过多的糖，就会很容易陷入麻烦，因为它们具有促炎作用。含糖食物很容易在路上买到，很容易储存，也很容易生产，因此到处都可见。便利、易得和美味就会导致过度放纵。关于抗炎和抗炎食品的讨论是当前的另一个热门话题，信息来源众多。但无可置疑的是，糖是促炎因素中的要犯。因此，尽管糖不是魔鬼，但在膝关节损伤的急性恢复阶段，它也不是你永远最好的朋友。

以下列出了一些主要由碳水化合物组成的食物。对于那些爱吃甜食或希望继续享受美食的人，我们提供了一些更健康的选择。

一杯新鲜燕麦片

大约 305 卡路里，5 克脂肪，56 克碳水化合物（8 克纤维，1 克糖），11 克蛋白质。

一杯红薯片

大约 115 卡路里，0 克脂肪，27 克碳水化合物（4 克纤维，6 克糖），2 克蛋白质。

一杯长粒大米

大约 205 卡路里，0 克脂肪，45 克碳水化合物（1 克纤维，0 克糖），4 克蛋白质。

一杯糙米

大约 215 卡路里，2 克脂肪，45 克碳水化合物（4 克纤维，1 克糖），5 克蛋白质。

一杯粗麦粉

大约 175 卡路里，0 克脂肪，36 克碳水化合物（2 克纤维，0 克糖），6 克蛋白质。

一杯全麦通心粉

大约 145 卡路里，2 克脂肪，29 克碳水化合物（4 克纤维，1 克糖），6 克蛋白质。

一杯新鲜蓝莓

大约 85 卡路里，0 克脂肪，21 克碳水化合物（4 克纤维，15 克糖），
1 克蛋白质。

半个新鲜葡萄柚

大约 55 卡路里，0 克脂肪，15 克碳水化合物（2 克纤维，12 克糖），
1 克蛋白质。

一个橘子

大约 40 卡路里，0 克脂肪，10 克碳水化合物（1.5 克纤维，7.5 克糖），
0.5 克蛋白质。

甜食

医生不是圣人，我们也爱甜点。如果你想吃甜食，我们建议你尽可能只吃水果。如果你非吃不可，不妨试着找一找营养成分更好的品牌。冰激凌爱好者们，与其去吃传统的老式冰激凌，不如试试 Halo Top 品牌的冰激凌，不仅卡路里含量低得多，而且这个品牌还研发了减少单糖摄入量的方法，实际上还增加了蛋白质含量。以下是 1 品脱[①]该品牌的香草冰激凌和另一个更受欢迎的香草冰激凌品牌的对比：

Halo Top 香草味： 240 卡路里，8 克脂肪，56 克碳水化合物（分解为 20 克纤维、16 克糖和 20 克糖醇），24 克蛋白质，维生素 A 为每日建议摄入量的 8%，钙为每日建议摄入量的 52%。

哈根达斯香草味： 1080 卡路里，72 克脂肪，84 克碳水化合物（全是糖分），20 克蛋白质，维生素 A 和钙为每日建议摄入量的 60%。

---

① 1 品脱 ≈ 568 毫升。——编者注

注意：这些是整品脱的分量。让我们面对事实：谁能从冰柜中取出1品脱后只吃半杯？大多数情况是，你把那份冰激凌从冰箱里拿出来不久，它就整个进入你的肚子。

如果你喜欢甜食，那就用鲜切水果来代替加工糖果吧。特别甜的水果有芒果和西瓜，以及其他浆果类水果。诚然，这些食物含有相当多的糖，但它们也含有纤维、维生素和矿物质，这些对你的身体都有益处。

如果你早餐喜欢烤饼和华夫饼等烘焙食品，我们为你推荐更健康的淀粉选择，比如科迪亚克（Kodiak Cakes）牌混合蛋糕粉。它也可以用来做饼干和布朗尼等甜食，而不是使用传统的混合淀粉。这个牌子的面粉中有更多的全谷物，因此含有更多的复杂碳水化合物，这是术后饮食所需的关键成分。它还加入了一些额外的蛋白质。让我们再做一次营养对比：

原装科迪亚克，半杯混合：190 卡路里，2 克脂肪，30 克碳水化合物（其中 5 克是纤维，3 克是糖），14 克蛋白质。

蛋糕粉，半杯混合：225 卡路里，4.5 克脂肪，42 克碳水化合物（不到 1 克是纤维，3 克是糖），4.5 克蛋白质。

脂肪

最后，我们来谈谈以前在饮食界中被唾弃的脂肪（还记得风靡一时的低脂饮食吗）。就像男士胡须造型和一道杠发型一样，脂肪正重新流行起来，这是有原因的。脂肪有很多不同的类型，但这里我们简单将其分为两大类：饱和脂肪（坏脂肪）和不饱和脂肪（好脂肪）。脂肪饱和与不饱和的区别在于它的化学结构。在这里我们暂不讨论碳键的原理，而是用俄罗斯方块做个类比。大家知道电脑游戏俄罗斯方块吧？你可以将饱和脂肪想象为那些形状怪异的方块，当看到它们来临时，你会在急促呼吸下咒骂，因为它们会在你意识到问题之前堆积起来，毁掉一场精彩的游戏。而不饱和脂肪就像完美对称的方块，可以契合在一起，然后溶解并消失。这是一种非常简单的理解脂肪的方式。人体容易分解好脂肪，并利用它来执行不同功能，而坏脂肪会堆积并引起问题。好脂肪对于许多身体功能都很重要，包括正确消化和吸收食物。还有一些好脂肪，特别是那些富含 ω-3 脂肪酸的，已经被证明对心脏非常有益，虽然这本书主要针对骨头、肌腱和韧带，但我们都知道心脏对人的整体健康有多重要。

　　为什么在术后脂肪对患者很重要？良好的脂肪是热量的极好来源，可以提供持久的能量，在术后康复中起到关键作用。而且，正如上文提到的，脂肪对适当的消化很重要，特别是针对维生素 A、维生素 D、维生素 E 和维生素 K。这些都是脂溶性维生素，也就是说，它们会溶解或分解，通过脂肪得到吸收。如果你的饮食和身体中没有适量的脂肪，你可能会无休止地消耗这些维生素，而不会吸收任何维生素。在术后吸收维生素 D 是非常重要的，因为维生素 D 是愈合受损组织并形成健康、强壮骨头的关键组成部分，而这需要通过增加肠道中钙的吸收来实现。如果你的饮食中钙吸收不足，你的身体就会寻找其他来源，比如分解你的骨骼，以获得所需的钙，从而削弱骨骼并最终导致骨质疏松。这也说明了维生素 D 对骨骼健康的重要性。

　　脂肪种类繁多，有时你想象不到的食物反而脂肪含量很高。下面我们列出了一些良好的脂肪来源，可为你指明正确的选择方向。

半个新鲜鳄梨

大约 160 卡路里，15 克脂肪，9 克碳水化合物，2 克蛋白质。

一汤匙有机花生酱

大约 100 卡路里，8 克脂肪，2 克碳水化合物，5 克蛋白质。

一汤匙有机杏仁黄油

大约 100 卡路里，9 克脂肪，3 克碳水化合物，4 克蛋白质。

一汤匙橄榄油

大约 120 卡路里，14 克脂肪，0 克碳水化合物，0 克蛋白质。

6 盎司野生鲑鱼王

大约 395 卡路里，23 克脂肪，0 克碳水化合物，45 克蛋白质。

鲑鱼含有大量基于海洋的 ω-3 脂肪酸，比大多数非处方补剂约多了 1700 毫克（约等于推荐食用量）。

消炎超级巨星

还有一些食物能促进伤病恢复，那便是抗炎调节剂。在本节，我们将介绍两种因抗炎作用而广为宣传的营养素。接下来我们将详细介绍有关它们的成分、如何帮助预防或减少炎症的，以及包含它们的食物来源等信息。

ω-3 脂肪酸

ω-3 脂肪酸被认为是身体的必备营养素，必须通过进食来补充，因为你的身体无法产生它们。它们是一种不饱和脂肪，即"好脂肪"，它也是多不饱和脂肪（具有多个不饱和碳键）。ω-3脂肪酸是细胞膜的重要组成部分，而细胞膜又是制造能够调节血液凝结和炎症的激素的重要组织。它们被发现与许多疾病的发病率的降低和症状的减少有关，如心脏病、前列腺癌、高血压、类风湿性关节炎等。

那么ω-3脂肪酸到底是如何做到这些神奇的事情的呢？更重要的是，它们是如何减少炎症的呢？脂肪酸似乎下调了炎症级联反应的一些关键成分，也就是说，它们引起了细胞水平上炎症促进剂和产物的减少，从而导致了体内炎症的总体减少。通过对炎症标志物的测量，摄入ω-3脂肪酸后炎症减少在肉眼观察和显微镜下的研究中都得到了证明。然而，另外一些研究发现，这种炎症的增加实际上可导致疼痛的减轻，类似于某些类风湿性关节炎镇痛药和非甾体抗炎药（如萘普生和阿司匹林）在慢性颈部和背部疾病中的作用。目前，医学界在这个话题上还没有达成共识，但是我们认为ω-3脂肪酸确实倾向于促进抗炎状态。

那么，为什么不推荐每个人都服用Magic Max这类富含ω-3脂肪酸的神奇药丸呢？答案主要是缺乏足够的科学信息。在医学界，我们需要证明事物确实有效，并且它们不会造成危害或危害很小。关于ω-3脂肪酸效果的数据，特别是关系到肌肉骨骼疾病和术后情况的数据相对较少。一些针对类风湿性关节炎人群的研究表明，使用ω-3脂肪酸补剂的人对其他镇痛药的需求减少。但是，将ω-3脂肪酸应用于正常骨关节炎和术后消炎的信息仍比较有限。

如果有理论上的好处，那么不广泛应用的原因是什么？答案是有出血的风险。研究已经显示，食用ω-3脂肪酸可以减少血小板凝集，过去的担心是它会导致凝血能力降低，从而增加出血风险。最近的一些研究表明，使用ω-3脂肪酸不会增加出血风险，并且在进行心脏手术时是完全安全的，但是尚无骨科手术的相关使用数据。

考虑到这一点，请与你的外科医生交谈并征询他们的意见。总而言之，

关于 ω-3 脂肪酸的结论尚未确定，但它们有可能成为术后非常有用的佐剂。

在哪里可以找到这些健康的灵丹妙药？顾名思义，海洋中的 ω-3 脂肪酸可以在海鲜中找到。海鲜中的 ω-3 脂肪酸大量来自但不限于以下食物：

鲭鱼：每 3 盎司含有 4107 毫克。

鲑鱼：每 6 盎司含有 4023 毫克。

鱼肝油：每汤匙含有 2664 毫克。

鲱鱼：每条约 6 盎司的鱼片含有 3181 毫克。

牡蛎：每 6 只约含有 565 毫克。

对于非海洋的 ω-3 脂肪酸，同样有许多常见的选择：

亚麻籽：每汤匙含有 2338 毫克。

奇亚籽：每盎司含有 4915 毫克。

核桃：每盎司含有 2542 毫克。

大豆：每半杯含有 1241 毫克。

由此，你可以通过均衡饮食等效获得 ω-3 脂肪酸每日推荐摄入量。但如果你挑食，而且你的饮食中不包含这种营养素的许多天然来源，那么可能要考虑服用 ω-3 脂肪酸补剂。与所有药物和饮食建议一样，请咨询你的医生，因为他们了解你的伤情和病史，要与他们详细讨论在饮食中添加 ω-3 脂肪酸补剂的益处和风险。大多数卫生组织都认为 250～500 毫克 EPA（十二碳五烯酸）和 DHA（二十二碳六烯酸）的混合物就足够等效。食用适量的 ω-3 脂肪酸的风险最低，而且可能有益，但摄入过多会增加出血风险，因此，如果你有出血问题，则需要在服用时进行监控。

抗氧化剂

自由基是人体响应环境和其他压力而产生的不稳定分子。自由基会引起氧化应激——这是一个可能导致细胞损伤的过程，与多种疾病有关，包括阿尔茨海默病、癌症、帕金森病、心血管疾病和糖尿病。抗氧化剂有时也被称为自由基清除剂，因为它们可以抑制这种损害，通过阻止这些自由基或阻止氧化应激而发挥作用。抗氧化剂可以由人体产生，也可以通过饮食摄取。维生素 C 和维生素 E 就是抗氧化剂，因此水果和蔬菜是其常见来源。

姜黄是姜类家族的一种香料，它使咖喱呈黄色，通常被用于印度料理，本身也是一种草药。长期以来，人们对姜黄的作用知之甚少，但最近它却得到了越来越多的关注。姜黄最重要的化合物是姜黄素，它是一种抗氧化剂，具有抗炎作用。

目前已发现姜黄素与多种不同的健康益处有关，包括降低癌症、心脏病和心血管疾病发生率，促进伤口愈合及显著降低全身性炎症指标。在肌肉骨骼领域中已有基础科学和临床研究证明姜黄是骨关节炎患者的良好佐剂，它能够减轻骨关节炎的疼痛和症状。但目前仍然没有关于姜黄在术后环境使用的重要数据。

作为医生，我们还是要提醒你，过犹不及。过量的姜黄摄入会导致消化问题、头痛、恶心、皮疹，对一些风险人群来说还会导致肾结石。姜黄与 ω-3 脂肪酸的一个共同点是潜在的出血风险。最近大量的研究证明了姜黄的安全性，特别证明了其造成出血的风险微乎其微。同样，关于肌肉骨骼疾病或术后情况的研究很少，如需使用请及时咨询你的治疗医师。

姜黄素和姜黄抗炎作用的确切机制尚不清楚。与 ω-3 脂肪酸相似，它似乎与下调（或关闭）炎症级联反应或过程的作用有关。姜黄素可能导致中性粒细胞的死亡，中性粒细胞是一种促进炎症的细胞类型。脓毒症通常在全身都具有很高的炎症标志物，在涉及脓毒症等炎症状态的研究中，给予姜黄素似乎可以显著降低这些标志物。这可能是由于姜黄素能够阻断 NF-κB 信号通路，而 NF-κB 是炎症的一个关键标志，它会刺激基因而引发身体的炎症级联。关于确切的机制，我们还需要了解更多，但可以肯定的是，它们之间存在相关性，甚至可能存在因果关系。

姜黄是咖喱的主要成分，因此日常生活中可以尝试通过咖喱补充。姜黄中姜黄素含量不高，要想获得大量的姜黄素，通常需要服用补剂。同时，我们还建议在吃黑胡椒时加入姜黄素，因为姜黄素不容易被吸收，而黑胡椒能极大增加其吸收效果。再一次，在你自己尝试之前，和主诊医生谈谈他们对这个解决方案的想法，因为他们最了解你的情况。

姜黄的另一个来源是姜，姜是一种起源于中国的开花植物，它的根就是我们常说的生姜，它被用作香料和药草。它有各种各样的形式，包括新鲜的、干燥的，也被制成姜粉、姜油和姜汁，并可以用于多种食谱。与姜黄类似，生姜具有活性成分（姜油），既是消炎药又是抗氧化剂。

生姜已被用于多种医疗项目，包括作为一种常见的抗恶心药物用来治疗晨吐和晕船。像其他超级补剂一样，它对心脏和主要血管也有益处。研究表明，生姜可以降低空腹血糖水平、糖化血红蛋白和胆固醇水平，这些都有利于心脏健康。

生姜也与姜黄素相似，因为它具有一定的镇痛作用和抗炎作用。定期服用可减轻肌肉疼痛和酸痛，并有助于减轻与骨关节炎有关的疼痛和僵硬。研究还发现，生姜具有降低癌症和心血管疾病的风险，对患病的肾脏也具有保护作用，并减少其他炎症过程。生姜能够抑制炎症的标志物，从而抑制体内的整体炎症水平。

生姜有什么副作用吗？与姜黄素（姜黄）和 ω-3 脂肪酸相似，摄入过多的生姜会引起腹部不适、心脏灼烧感、消化不良和出血。研究称，生姜可减少血小板聚集，理论上具有增加出血的风险。同样，关于其在肌肉骨骼疾病领域应用的资料很少，特别是缺乏术后使用的数据。因此，我们再重复一遍：

使用前请先咨询你的医生。

　　生姜的食用方式是磨碎后放入榨汁机与其他食物混合，也可以大块煮熟食用。它可以做成多种食品，如天然姜汁、姜饼、姜茶和姜棒。另外，姜也可以以补剂形式摄入，其浓度比天然来源高得多。

　　总之，饮食是预防和恢复损伤的关键一步。保持健康的体重有助于避免过多的力施加到膝盖上，而均衡饮食对于组织愈合至关重要，二者在康复中均应发挥核心作用。

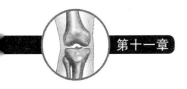

第十一章

考虑局部注射方案以缓解症状

从类固醇到干细胞，它们会让我像超人一样痊愈吗

膝关节注射有什么好处？膝关节相关疾病，无论是由受伤还是退行性疾病如骨关节炎引起的，往往会长期存在且难以根除。为了改善愈合过程并减轻疼痛，另一种医疗方式——生物制剂注射可以帮助你减轻疼痛，从而快速回到正常的生活中，而且可能不需要手术治疗。生物制剂注射都是微创的，对诸如骨关节炎之类的慢性疾病尤其有益。通常情况下，外科医生使用这些注射疗法作为手术的辅助治疗，希望以此来帮助加速愈合过程。

注射疗法的大多数临床论证是关于膝关节骨关节炎的，因此本章将重点介绍针对膝关节的注射疗法。这些治疗方法对运动员的急性损伤是否有益，目前的研究还没有定论，但也有一些知名体育运动员声称这些治疗方法对他们有效。通常，注射的效果应结合身体的每个关节或部位来考虑，因为针对一些损伤的注射如肱骨外上髁炎已经显示出良好的效果，而跟腱损伤却没有。

骨关节炎在美国影响着超过 5000 万的成年人，是最为普遍的肌肉骨骼疾病。据估计，在全球范围内，膝关节骨关节炎影响约 3% 的人口，人数约为 2 亿。骨关节炎占所有医疗保健就诊的 18%，并且与许多其他的健康问题相关，包括抑郁症、糖尿病、肥胖症和心脏病。从经济角度来讲，骨关节炎是造成失业的最大病因，每年给美国经济造成约 1000 亿美元的损失。骨关节炎的医疗保健费用是慢性心脏病和肺部疾病的 2 倍。

骨关节炎是如此普遍，以致关节磨损和撕裂过去常被医生视为纯粹的正常衰老过程。但是，骨关节炎的症状因人而异，相同程度的关节炎可以从无症状到非常痛苦，其原因目前很难解释。如今我们知道，炎症在其他膝关节疾病的症状表现中起着主要作用，这或许可以解释这一点。生物注射疗法通常作用于靶向炎症蛋白，从而减轻炎症及其引起的后续症状。

据统计，85% 的骨关节炎是正常衰老过程引发的（就像白发和皱纹一样）。其余则由创伤后骨关节炎发展而来，即发生在膝关节受伤后，如前交叉韧带撕裂或半月板损伤，使膝关节在未来更易发生关节退变（图 11.1）。

区分骨关节炎（关节的磨损和撕裂变化）和类风湿性关节炎很重要，类风湿性关节炎是一种自身免疫性疾病。在自身免疫性疾病中，免疫系统会发生故障并攻击自身而非入侵者。在类风湿性关节炎的情况中，免疫系统会攻击包裹并保护关节的滑膜，常常一次感染多个关节。

到目前为止，还没有治愈骨关节炎的方法，也没有可以使患有骨关节炎的膝关节软骨再生的方法。针对这些症状只能进行管理控制。生物注射疗法通过减轻炎症和改善关节润滑来缓解暂时的疼痛。注射的最佳时间完全取决于你的症状。如果你正遭受痛苦，并且膝关节的活动范围受限，无法做自己想做的事情，那么现在正是了解这些选择的理想时机。不运动和被动等待痊愈可能会导致肌肉萎缩，继而使症状恶化。运动医生的目标是让患者保持积极主动的态度，使他们完成想做的活动。

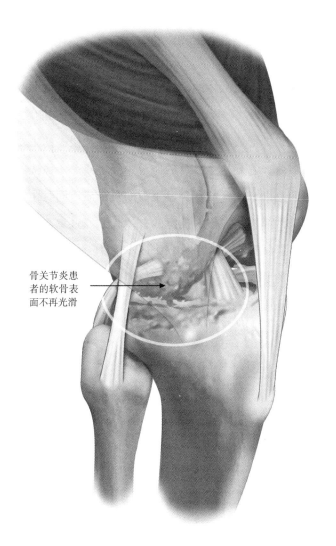

骨关节炎患者的软骨表面不再光滑

图 11.1 骨关节炎

　　本章可以帮助你了解注射是否适合你。这些疗法都包含什么？它们之间有什么区别？它们是否由相关机构批准？有什么风险？我们将深入研究注射方案的优缺点。

注射的基本类型

这些注射制剂大多由人体的天然成分组成。类固醇注射利用皮质醇，即人体内的一种激素，来减轻炎症和疼痛（这只是其几种功能之一）。凝胶注射剂包括透明质酸，即形成软骨（关节内骨骼的保护层）的主要分子之一。还有富含血小板血浆，它是从你自身的血液中经过离心（像洗衣机旋转衣服一样搅拌）获取的有助于愈合的富含血小板的蛋白质。同时还包括干细胞治疗中称为骨髓抽吸浓缩物的操作：抽出的自体骨髓经过离心后，不仅能够获得用于治疗的重要蛋白质（也称为生长因子），而且还可获得少量的干细胞，旨在帮助病变部位的组织再生。请注意，目前还没有证据证明这些疗法完全有效。下面让我们分别讨论一下这些疗法。

皮质类固醇注射

类固醇药物的作用类似于皮质醇激素，它在我们身体的防御系统中起到积极作用，可减少体内炎症。因为大多数身体细胞都具有皮质醇受体，所以它还会影响人体其他功能，如皮质醇有助于控制血糖水平和血压，调节代谢并影响体内盐和水的平衡。

减轻炎症通常就可以缓解疼痛。几种类固醇药物已被美国食品药品监督管理局批准用于治疗骨关节炎，但是关于哪种药物最有效仍存在争议。目前，曲安奈德（曲安奈德注射混悬液 Kenalog）被医学界一致认为是治疗膝关节骨关节炎的最佳类固醇药物。

一般而言，关节磨损越少，就越能有效减轻疼痛。当膝关节损伤情况不严重时，皮质醇注射剂更有益。因此，患有晚期骨关节炎的患者不太可能从这类注射治疗中获得理想的结果。为了确定膝关节的损伤程度，医生会给你进行 X 线片检查，这些检查通常可以显示骨骼受累的程度。在正常膝部的 X

线片中，胫骨和股骨之间应该约有 5 毫米空间，这说明关节中存在软骨（骨头末端的结构）和半月板（X 线片不可见）。随着关节炎的发展，软骨开始受到磨损，骨头之间的空间变得更小，半月板开始向关节外移动，这导致关节空间更加狭窄。如果退化过程继续，骨骼变化则会愈发明显：在屈曲膝关节时，你通常会听到摩擦声和咔嗒声，这是因为骨骼之间的异常接触会形成骨刺，从而导致关节滑动出现声音。

膝关节包含在膝关节囊中。注射时，无论针头进入哪一部位，注射进去的液体都会扩散至关节全部位置。针头需要进入关节囊才能生效。

通常，每次注射时会使用 1～2 毫升可的松。每位医生都有不同的类固醇注射方法。在针头插入前，一般先使用冷喷剂使注射区域麻木。你的医生有可能会使用超声波引导针头。最常见的方法是：

- **上外侧入路（膝关节以上和外侧）**：患者躺在治疗床上，膝关节（几乎）完全伸展，膝关节下方有薄垫支撑，以促进放松。
- **前外侧和前内侧入路（分别在髌骨下方，髌韧带的内侧和外侧）**：患者可以坐着，膝关节屈曲 90°，以更好地暴露膝关节，方便针头进入关节内部空间。

类固醇应该在几天后才开始生效，你需要耐心等待。在离开诊所之前，你可能会立刻感到疼痛减轻了，但这是利多卡因或丁哌卡因等局部麻醉药的作用，与你在牙医那里所得到的镇定效果并没有什么不同。但是，通常在类固醇开始起作用之前，麻醉药会在几个小时内失灵。有时，在注射后的第二天，膝关节的疼痛甚至会比以前严重一些。患者通常对最初的疼痛缓解感到非常高兴，他们仿佛能立刻攀上最高的山峰或跑场马拉松（当然这只是比喻），但随后就会因出现反射性疼痛而感到沮丧。请了解这种可能性，这样你不仅不会对发生这种情况感到惊讶，而且也不会在注射后立即过度使用膝关节。注射几天后看看你的膝关节是否感觉良好，以确认正确注射进入了膝关节囊。

皮质类固醇和局部麻醉剂注射有时也可以辅助伤情诊断。膝关节上的神经末梢不像手指上的神经那样训练有素，而我们的手指几乎能以惊人的精确度识别所有的东西。如果疼痛是由关节内部产生的，最初的症状应该在注射后得到完全缓解。如果症状没有缓解，应该查明其他引起疼痛的原因。如果关节内注射不能缓解疼痛（至少在麻醉初期仍感觉疼痛），那么疼痛很可能来自膝关节外部（皮肤、肌肉、肌腱），或者注射剂没有注入关节内。你的医生需要回溯并重新分析线索，以得到正确的诊断。

皮质类固醇的作用比其他任何生物制剂都快，但其作用通常不会持续很长时间（仅4~8周）。注射后，冰敷膝关节和做低冲击性运动（用椭圆仪、骑行或游泳来代替散步、跑步或跳跃）已经被证明可以提升治疗效果。皮质类固醇注射被认为是安全的，但两次注射间必须间隔足够的时间，至少间隔3~4个月。它可能有副作用，比如刺激关节（发红、发热和疼痛）、血糖水平升高（糖尿病患者应注意），以及膝关节周围的骨骼结构变薄（很少见）。如果几次注射后症状仍未改善，则应尝试其他方法。

凝胶注射剂（透明质酸）

一个健康的膝关囊内最多有4毫升关节液。在关节囊内，被称为滑膜细胞的特殊细胞会产生构成关节液的成分：透明质酸（也是软骨的主要成分之一）、盐、胶原蛋白和不同类型的蛋白质。透明质酸使关节液具有黏性和光滑性。它在膝关节中起到减震器和润滑剂的作用，有助于关节正常工作，使覆盖骨骼的软骨表面能够平滑地相互滑动。当软骨磨损时，例如，在骨关节炎的情况下，关节内会产生更多的液体，以试图改善表面的滑动并减轻炎症。

受骨关节炎影响的关节与健康关节相比，其关节液中透明质酸的浓度更低，因此对关节摩擦和冲击所能产生的保护更少。这种情况进一步加快了关节退化的过程，形成恶性循环。凝胶注射可以人为地补充关节液的自然黏度，也被称为黏性补充。

通过注射经人工改造的液体成分，医生希望其能暂时润滑患者膝关节，从而减轻疼痛、改善功能，甚至减慢退行过程。有趣的是，黏性补充似乎有效，但并非出于最初预期的原因。注入的液体不会在你的关节中停留很长时间，通常会在一两天内被人体清除。即便如此，单次注射或连续注射后，疼痛缓解仍可持续数月。几位研究人员发现，与所有其他治疗方式相比，黏性补充在疼痛和功能方面可提供长达 26 周的临床改善，与注射前相比有显著改善。

研究发现，黏性补充之所以起作用是因为它具有抗炎作用。简而言之，在骨关节炎患者的膝关节中，关节中的透明质酸通常会与促进炎症和组织损伤的蛋白质结合。那么注射大量的透明质酸可能会清除关节内这些炎症复合物，从而减轻因其存在而导致的疼痛症状。

几种类型的透明质酸凝胶注射剂都可用于治疗膝关节骨关节炎的症状。它们的有效性与技术合成密切相关。膝关节的天然液体非常黏稠（重），因此黏度类似于天然关节液的凝胶产品被认为更有效。但是，并不是所有较黏稠的凝胶都有效，因为天然的透明质酸只是一个分子，人工改造的透明质酸由多个较小的透明质酸碎片组成，目的是使其变得更黏稠。实际研究后，发现单链透明质酸更为有效。合成技术也很重要，它可以通过提取禽源性病毒分子（AD-HA）或通过细菌生物发酵过程（Bio-HA）来生产。后者被认为不太可能引起免疫反应，大约 250 名患者中有 1 人注射后会出现膝关节肿胀。询问你的医生你所接受注射的产品是否为单链或生物发酵透明质酸，因为这些特性可产生更好的效果。

一般有两种常见的治疗方案：单次注射或多次注射，可在每周或每隔一周进行。最近对几项研究的评估表示，多次注射方案比单次注射能提供更好的镇痛效果。评估还表明，一般情况下黏性补充方案是安全的，几乎没有研究报告过与治疗相关的不良反应。它最常见的副作用是注射部位的疼痛、肿胀和炎症。这些症状很少见，如出现，需要立即就医。另外，少数人对注射的材料有过敏反应。如果你对鸡蛋、鸟的羽毛或其他禽类产品过敏，则应及时告知医生，因为某些黏性补充注射剂可能会引起过敏反应。最后，尽管极少发生，但任何针对膝关节的注射都有感染的危险。

当疼痛得到缓解后，你可能还会继续接受注射，在初次注射和第二轮注射之间应至少间隔 6 个月（尚无研究来评估此时间范围）。黏性补充治疗可以重复一次或多次，但可能不会一直有效。与可的松注射一样，当骨关节炎更为严重时，症状缓解效果会降低。

富含血小板血浆（PRP）注射

血液具有四个主要成分：红细胞、白细胞、血小板和血浆。血小板是一种微小的血细胞，主要负责凝血。它们运输超过 1500 种蛋白质，这些蛋白质负责刺激新细胞和胶原蛋白的增殖，并抑制炎症和细胞死亡。血浆是携带所有其他血细胞的液体。富含血小板血浆注射旨在提供大量血小板并使其附着在损伤的组织上，以帮助伤口更好、更快地愈合。

血小板是生长因子（蛋白质）的天然来源，生长因子被储存在血小板的小袋中，这种小袋被称为 α 颗粒。血小板在愈合过程中扮演着重要的角色，因为生长因子会参与组织愈合和再生的重要阶段。它们会给身体信号，输送再生所需的蛋白质。

富含血小板血浆注射制剂来自患者自己的血液，医生需要将其收集起来，然后以不同的速度离心，直至分离成几层。不同类型的血细胞具有不同的重量。如果对血液进行处理以防止凝结，并将其放置在容器中，比其他成分重的红细胞沉降到底部；血浆（液体）停留在顶部；而白细胞和血小板将保持悬浮在血浆和红细胞之间，又称血沉棕黄层（图 11.2）。

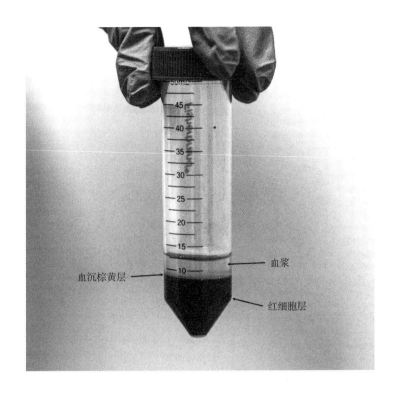

血浆

血沉棕黄层

红细胞层

图 11.2 血液成分分层

为了加速和完善该过程，医生通常使用 PRP 仪器对血液进行离心。这样做是为了将注射溶液中的红细胞去除，因为红细胞对关节有害。然而，最近的研究发现，白细胞过多也会对关节不利，因为它们会引起更强烈的炎症反应。因此，在治疗关节时，血小板和血浆（含有众多生长因子）成了血液中最有益的部分。整个离心过程大约需要 12 分钟，产生的血小板浓度是原始血液中的 3～5 倍（目前尚不明确血小板的必要数量，也不清楚哪种生长因子更有利于产生所需的效果）。在注射之前，医生需要给分离出来的组织添加血小板活化剂以启动凝血过程，从而产生血小板凝胶（有关 PRP 注射剂的外观，请参见图 11.3）。

那么它们的效果如何？多项临床试验显示，低白细胞 PRP 注射在治疗骨关节炎症状方面比安慰剂、类固醇和凝胶注射更有效。和其他生物注射一样，多项研究得出的结论是，与晚期骨关节炎相比，早期骨关节炎可以从中取得更好的结果。与皮质类固醇注射治疗晚期骨关节炎相比，PRP 组在疗效上没有显著差异，尽管 PRP 组的改善幅度更大。PRP 组的患者在注射后 6 个月的生活质量和总体健康感知明显更好。

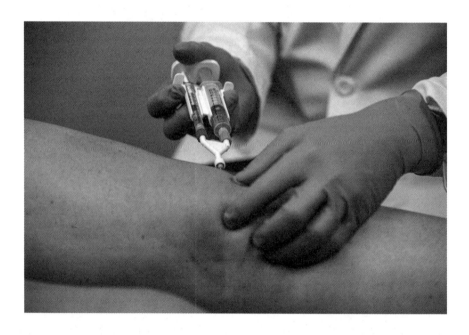

图 11.3 PRP 注射

关于需要注射的剂量，最近的文献表明，针对早期骨关节炎，至少两次的多次注射治疗比一次注射更成功。对于晚期骨关节炎患者，多次注射并没有显著改善结果。来自意大利的研究人员建议，注射后症状缓解的平均持续时间为 9 个月，每年注射一次有助于保持效果的一致性。尽管多项研究表明 PRP 可以改善症状，但任何研究均未证明其能促进软骨愈合。

PRP 注射和透明质酸（HA）凝胶注射的组合（请参见第 268 页）可能会

发挥更大的作用，这可以通过增强两种注射的治愈潜力来凝聚你自身的愈合蛋白。此外，一些研究报告称，HA 和 PRP 的组合注射甚至可以促进软骨再生并抑制骨关节炎的炎症，尽管这一发现还没有得到医学界的一致证实。最近的一项临床试验比较了单独 PRP 注射、单独 HA 注射和两者的组合。结果表明，在治疗一年后，与单独注射 HA 相比，HA 和 PRP 的组合能够使关节的疼痛和功能限制显著改善；并且与单独注射 PRP 相比，组合注射在 1～3 个月内能使身体功能明显增强。

与 PRP 注射相关的大多数不良反应并非局限于 PRP，每种生物注射都有可能发生。它们包括疼痛、僵硬、晕厥、头晕、头痛、恶心、胃炎、出汗和心动过速，通常几天之内就会消失。与任何穿透关节的注射一样，感染的风险也值得关注。白细胞浓度较高的 PRP 制剂更容易引起炎症反应。

注射治疗要花多少钱？

价格根据你所在的地区及进行手术的医生或诊所而有所不同。

- 类固醇注射治疗和透明质酸注射治疗几乎都在保险范围内。如果可的松或凝胶注射不在保险范围内，它们的费用可能分别在 150～300 美元和 300～1500 美元。

- PRP 注射的费用为 800～1500 美元，主要取决于相关地区的政策。

- 骨髓抽吸干细胞治疗的费用为 1500～5000 美元。

- 最后，培养扩增干细胞疗法的费用更高，因为你必须去美国以外的地方，通常是德国、智利或西班牙，才能使用这种疗法，而且治疗本身需要在获取干细胞后才能处理。费用为 9000～12 000 美元。

干细胞

许多膝关节损伤和骨关节炎患者对干细胞治疗期待较高，因为它们具有使组织再生的潜力。尽管这是一个前景无限的治疗方式，但它是一个新兴且还在迅速发展的领域，到目前为止，它所展现出来的疗效主要受理想化结果驱动，而理想化结果在临床实践中尚未广泛实现。在本节中，我们将讨论干细胞是什么，干细胞疗法如何发挥效果，哪些药物被美国食品药品监督管理局批准，以及它们的有效程度。我们的患者经常会问有关如何实行干细胞治疗的问题，因此我们在本节还专门进行了常见问题解答汇总。

干细胞是人体内的一组细胞，根据接收到的信号，它们有可能在未来变成任何类型的细胞。人类的胚胎是由许多干细胞组成的，这些干细胞最终形成器官和不同组织。人刚出生时，这类细胞的能量很丰富，那时它们的治愈潜力很强。整个生命过程中，器官和组织的细胞不断变化，死去的细胞被干细胞分化的新细胞所取代。随着人的生长发育，干细胞的数量会减少，干细胞逐渐失去再生的潜力，衰老迹象变得明显。

干细胞不仅具有再生潜能，还是强大的信号传递细胞。这意味着它们可以调节身体的炎症反应，并且可以组织各种情况下所需的蛋白质。由于这种能力，干细胞已被提议作为骨关节炎患者的潜在再生来源，但其效果尚未得到证实。

出于治疗目的，可以从血液、骨髓、脂肪、肌肉，以及几乎每个人体组织中提取干细胞。目前的研究工作集中在明确收集这些细胞的理想来源。

干细胞疗法主要有两种：一种是单次获取细胞（称为抽吸），可以通过类似于前文所述的离心过程（请参见第270页）将其进一步浓缩并注射到所需部位；另一种是培养扩增干细胞（又称真正的干细胞治疗），它更有针对性。这些干细胞通过化学过程分离出来，其再生能力需要经过测试，而挑选出来的干细胞将被培养几周以使它们繁殖，然后再移植到患者所需的部位。

第一种注射方法在一天内就可以完成，细胞被提取、浓缩，然后注射到患处（图 11.4）。这种方法已经为业内广泛应用，即骨髓抽吸浓缩物注射。该方法已获得美国食品药品监督管理局批准，只需要对获取的细胞进行最少的操作（无须化学添加）。但是，抽吸的细胞数量和类型通常不是最理想的。研究发现，骨髓抽吸物中干细胞数量仅为 0.001%。而且，这些细胞可能没有最佳的再生潜能。这种获取可能会产生一种混合 —— 不同等级再生潜力的干细胞混合在一起。骨髓抽吸物有可能进一步减轻炎症（与 PRP 相比），因为其中存在白细胞介素-1 受体拮抗剂，这是炎症的强有力的阻断剂，也是骨髓抽吸物注射后能够较快产生效果的原因。

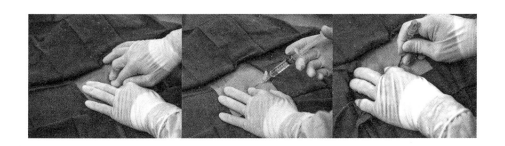

图 11.4 骨髓抽吸浓缩物注射

第二种注射方法，即真正的干细胞疗法，相对更有希望，但其未经美国食品药品监督管理局批准。如果不在临床试验范围内，则无法在美国进行（其他国家 / 地区会提供此疗法，但为了避免监管，有时治疗费用非常高）。疗法需要获取并分离最有生长潜力的干细胞，然后通过连续培养过程进行增殖，这将产生数以百万计的具有最大再生潜力的干细胞。尽管尚未完全确定其在人体内的效果和安全性，但所有这些潜在的益处大多已在体外（实验室）得到证明。它们之所以尚未被批准是因为其中确实存在风险：如果干细胞收到适当的传导信号，它们可以成为人体所需的组织；但是如果它们没有收到正确的信号，则可能会错误地创建另一个组织。这已经在动物研究中得到了证明。例如，软骨缺损后并未形成软骨，而是生长出骨骼。此外，干细胞类似于癌细胞，它们可以不断生长。一旦形成了所需的组织，细胞就需要停止再生。如果它们不断繁殖，最后就会成为肿瘤。目前文献中的证据并不具有说服力，因此在考虑使用这个疗法之前，需要更多的研究依据。

在这两种疗法中，干细胞的运送方式仍然是一个挑战。截至目前，医学界主要有两种干细胞移植方法。第一种是通过注射含有干细胞的液体来递送干细胞。当没有特定的损伤，而只是像骨关节炎这样的弥散性损伤时，就可以采用这种疗法。第二种是通过植入体内的支架递送细胞。使用支架的潜在好处是可以将细胞准确地放置到所需位置。但是，这些细胞可能无法按预期正常运作。最近的研究报道，诱导愈合的干细胞可能与注入的干细胞不同，它们可能来自身体的不同部位。注入的干细胞充当信号传导细胞时，会调用人体内的其他细胞来修复组织。由于干细胞的作用取决于信号传递（它们需要接收其所在环境的信号，来告诉它们需要去哪里及如何表现），当它们被封装在支架中时，它们便无法获取这些信号，因此可能无法发挥预期的功能。

尽管有关干细胞的说法和媒体报道，以及关于干细胞注射在人体中作用的信息非常有限，但总体结果还是相对安全的。目前没有重大不良事件的报道，仅有一些随机临床试验研究了骨髓抽吸浓缩物在治疗骨关节炎中的有效性。最近的一项审查评估了 6 项针对骨关节炎和软骨缺损的试验，结果显示干细胞注射只有适度的改善效果，不能排除其安慰剂作用。在另一个调研中，梅奥诊所的研究人员在 25 位患有双侧膝关节骨关节炎的患者中做试验。研究人员将骨髓抽吸浓缩物注射到一个膝关节内，将生理盐水（无害的液体和盐溶液）注射到另一个膝关节中。在注射 6~12 个月后，两组患者的症状改善没有差异。

关于骨髓抽吸术副作用的报告与 PRP 的相似，术后不良反应的发生率为6%~10%。自限性疼痛和肿胀是最常见的不良反应。而对于培养扩增干细胞，最令人担忧的不良反应是这些细胞可能发育成有害的肿瘤细胞。此外，在实验室中操作有污染细胞的风险。

关于干细胞疗法的常见问题解答

1. 我应该去哪里获得这些干细胞？

为了获得最佳的治疗效果，重要的是了解程序本身及将要交付的产品。美国大多数提倡干细胞治疗的诊所几乎都在实行 BMAC 注射。如想尝试真正的培养扩增干细胞，你应该咨询临床试验点（请参考网站 clinicaltrials.gov）或前往美国以外的地方。根据经验，那些在医疗服务方面得到认可的机构，如大学或成立已久的私人诊所，比那些在网上或在街上宣传其产品但背后没有真正研究支撑的诊所更安全。那些过分强调结果而对适应证不清楚（他们有时说任何情况下都可以使用这种手术），还会低估潜在并发症（如果他们说这种手术没有风险）的诊所不值得相信。

一定要检查你收到的产品是否经过美国食品药品监督管理局批准，或者诊所本身是否获得了 FDA 标志。请做好准备，阅读有用的信息，并在进行咨询前不断提醒自己。获取第二种和第三种意见，直到你确定交付到手的产品是安全、有效的。询问每种操作的益处、风险、价格、随访指征，最重要的是了解如果治疗失败会发生什么。寻找与此相关的临床研究资料，以确保使用最好的可行技术来运送干细胞。

2. 我应该买广告做得非常好的产品吗？

大多数专业诊所接受患者的建议，并以平衡决策而收获较好的口碑，而出售干细胞治疗的诊所往往通过有说服力的语言和社交媒体广告直接向患者营销。他们会夸大某次特定治疗的效果，宣扬不切实际的结果（比如声称所有患者都得到了 100% 的缓解，没有出现并发症），并使用患者案例来支持他们的推销，这些都应该引起警惕。尽管有些证词可能是真实的，但它们可能会误导人，不应将其与实际研究得出的结论进行比较，以此来确定这些机构的效果是真实的，因为这或许只是寻求心理上的安慰（安慰剂效应）。一种治疗在一个人中起作用的事实并不一定能够反映其在更大范围的人群中的功效，因为它可能只占整个样本的一小部分。因此，对广告中的宣传语应格外小心。

3. 干细胞是否可以治疗我的状况？

被广泛批准用于干细胞治疗的病理情况是有限的。定义最明确、使用最广泛的干细胞治疗是骨髓移植，通常用于治疗某些血液和免疫系统疾病，或在治疗某些癌症后重建血液系统。到目前为止，还没有批准肌肉骨骼系损伤这一情况。美国目前正在进行一些临床试验，主要针对治疗骨关节炎和肌肉再生引起的症状。

4. 所以我是否需要做关节置换手术？如果我采用干细胞疗法，我的关节会自己再生吗？

不，不会！需要再次强调的是，任何一种生物注射都不能使软骨再生。这些注射中的大多数旨在治疗症状，而不是针对关节的结构特性。干细胞不能保证重建软骨。此外，生物注射治疗终末期膝关节骨关节炎的效果并不理想。当发生骨骼上的病变时，生物注射疗法无效，因此建议还是接受膝关节置换术。

5. 我应该使用干细胞注射来预防骨关节炎吗？

目前没有证据支持干细胞可以被用作膝关节炎的预防性治疗。有关干细胞使用的最新文献仅提供了针对患病关节的证据。鉴于没有一种疗法毫无风险，因此不建议将这些疗法用于预防关节退行性疾病。

6. 什么是干细胞银行业务？

成年后的人体干细胞不同于强大的胚胎干细胞，因为年轻的细胞具有更高的再生潜力。由于胚胎干细胞（在脐带血中发现）具有治疗血液疾病和免疫系统疾病的效果，目前已有很多私人和公共脐带血库。这些干细胞库目前尚无公开的使用指征。样本只能由提供者随后取回，仅供该人使用，或者在特定情况下由其一级亲属使用。不同类型的血液病，比如骨髓瘤和淋巴瘤可能受益于这些干细胞。目前尚不清楚保存孩子的胚胎细胞是否对将来有益，因此暂不建议采用这种方式。私人脐带血库的价格可能很高，通常为 500～2500 美元，此后每年的年度存储费为100～300 美元。

7. 一项干细胞治疗的临床试验提供免费注册机会，我应该参加吗?

由于之前的研究报告过相对安全的情况，如果你符合研究的纳入标准，参加临床试验对你来说可能是一个很好的选择。所有临床试验都经过了机构审查委员会的筛选，以保护患者的权利并最大限度地保证患者的安全性。仔细阅读知情同意书，了解潜在的益处和并发症，并确保在注册之前提出所有需要回答的问题。需要注意的是，你可以在任何时候退出这项研究，而不会受到任何处罚。

我们相信，生物疗法不仅会在未来运动医学和骨科领域得到极大应用，还将在其他领域中得到越来越多的应用。施行长期随访的进一步临床试验将帮助医生明确如何、何时采用这些疗法，以及这些疗法对于骨关节炎患者是否真正安全。美国的一些实验室正在研究针对晚期骨关节炎的生物材料替代（试图使软骨再生，而不是使用金属材料代替），这可能在将来成为金标准。

这些疗法的科学研究在不断发展。关于最受争议的干细胞使用，我们预计将在5～15 年内发生重大变化。如果研究人员找到正确的治疗方法和使用时机，则可能会加速其批准和广泛使用。骨科领域正迎来激动人心的时刻，因为这些疗法可以极大地改变我们实践医学的方式。

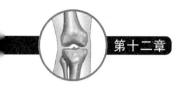

第十二章

防止在运动和活动中再受伤

置换的新膝关节看起来很棒,你很高兴能重新开始进行受伤前自己喜欢的活动。现在的问题是:"如何防止受伤情况再次发生?"没有避免损伤的绝对可靠方法。有时事情的发生完全超出了你的控制范围,这些事件可能会导致再次受伤或损害身体的其他部位。但是你可以采取一些措施来降低风险。

即便你的膝关节痊愈,但组织通常难以恢复到原来的坚固程度。这是因为身体里几乎所有部分都会通过瘢痕的形式愈合,而瘢痕组织不像原来的韧带那样强壮。另外,原本组织中的神经和瘢痕组织中的神经是不一样的,可能无法有效地向大脑传递膝关节的位置信息。本体感觉是身体在任何时候都知道和理解每个部位所在位置的能力。这会使你将来更容易受伤。一般来说,瘢痕组织如果在手术中被放置在正确的位置可以很好地发挥作用,而且人们经常能很好地从损伤中恢复过来。

如果你做过手术,有时会被告知医生植入膝关节中用来重建韧带的移植物"比你原来的韧带更强壮"。尽管从技术上讲这是正确的,但研究表明,一旦将其植入膝关节内，情况就并非如此。例如，进行前交叉韧带撕裂重建手术的膝关节比另一只膝关节发生前交叉韧带损伤和发生移植物撕裂的可能性更大，这不仅是移植物的原因，还需考虑病变的始发因素（骨骼的形状、着地的方式等——回想一下导致受伤的先天和后天因素，参见第 9 页）。你原本的膝关节对神经的控制比带有移植物的膝关节更好。

治愈需要时间

首先，避免膝关节再受伤的最佳方法是给身体足够的时间进行康复（请参见第 218 页）。

在理疗康复过程中，你一直在努力重塑你的肌肉。如何知道什么时候可以重新参加一项运动？这是一个需要考虑多种因素的问题，只有这样，当你回到运动中时，不仅能够收获安全，避免再次受伤，而且能够表现出你原有的水平。在致力于重返比赛之前，有两个重要的问题要问自己：

- 自膝关节手术或膝关节受伤以来，是否有足够的时间进行所有必要的康复训练？
- 我的肌肉力量水平是否恢复或超过了受伤前水平？

若想对重返运动的决定满怀信心，这两个问题的答案都必须是肯定的。

在获得医疗团队的许可去恢复运动或进行常规活动之前，通常需要完成一项力量评估，以确定你的肌肉已从萎缩和无力中恢复过来，并且足以让你安全地参加运动而没有任何不当的风险。

虽然评估的内容在不同的运动医学实践中差别很大，但我们会提供一个简单的自我评估，以帮助你了解自己的恢复进展，并指导你是否决定重返运动。

返回运动或活动的评估

围度测量（图 12.1） 用卷尺测量患侧腿，从髌骨顶端起到大腿 10～15 厘米处（步骤 1）。在此处测量大腿的周长（步骤 2），然后在健侧腿上进行测量以做比较。患侧腿与健侧腿的围度之差应不小于 1 厘米。

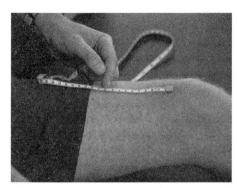 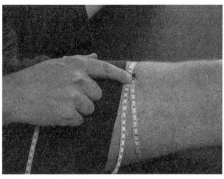

❶ 步骤 1 　　　　　　　　　　　❷ 步骤 2

图 12.1　围度测量

单腿跳测试（图 12.2） 用健侧腿单腿站立（步骤 1），尽可能地向前跳（步骤 2 和步骤 3），并落地（步骤 4）。使用患侧腿重复此测试。患侧腿的跳跃距离应至少是健侧腿跳跃距离的 90%（在执行此测试之前，请始终询问你的理疗师）。

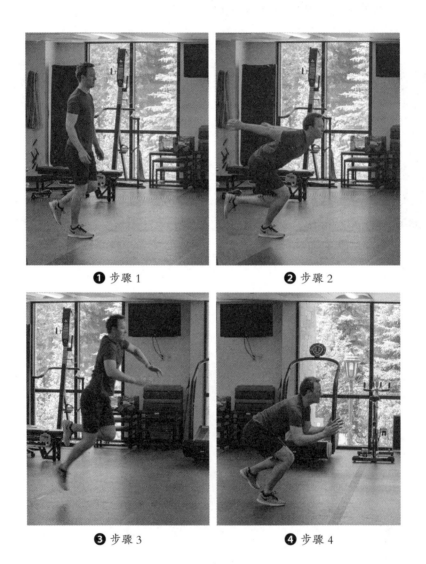

❶ 步骤 1　　　　❷ 步骤 2

❸ 步骤 3　　　　❹ 步骤 4

图 12.2　单腿跳测试

单腿蹲（图12.3） 你能在患侧进行3分钟的单腿深蹲，直到膝关节屈曲70°吗？单腿站立（步骤1），下蹲至膝关节屈曲约70°（步骤2），然后回到开始位置。完成动作大约需要3秒。重复3分钟。

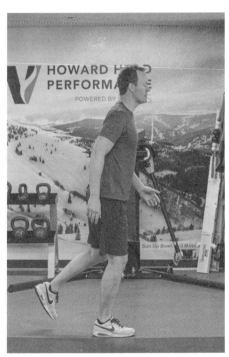 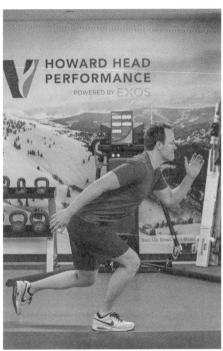

❶ 步骤 1　　　　　　　　　　　　　❷ 步骤 2

图 12.3　单腿蹲

如果你全部通过这三项自我评估，那么是时候与你的医疗团队讨论能否恢复体育运动了（表12.1）。

表 12.1 不同膝关节损伤能够恢复运动的平均时间	
损伤类型	恢复体育运动的平均时间
前交叉韧带撕裂	9 个月
后交叉韧带撕裂	9~12 个月
外侧副韧带撕裂	7~9 个月
内侧副韧带撕裂	7~9 个月
半月板撕裂	4~6 个月
单纯软骨撕裂（同种异体骨替代）	9~12 个月
髌韧带 / 股四头肌肌腱撕裂	6~9 个月
髌骨骨折	6 个月
肌肉拉伤	2~8 周
胫骨平台骨折	6~9 个月
胫骨近端骨折	6 个月
股骨远端骨折	6 个月
膝关节脱位	12 个月
骨筋膜室综合征	取决于其他并发损伤
髌股关节不稳	6~7 个月
胫股不正畸形	6 个月
髌骨韧带炎	4~16 周
关节炎	12 周
膝前痛	6~10 周
髂胫束摩擦综合征	4~8 周
脓毒性关节炎	如果清除感染，则需要几周到几个月的时间
骨髓炎	如果清除感染，则需要几周到几个月的时间
炎症性关节炎	如果用药物消除肿胀等，则需要几周到几个月的时间

　　如果你的医生说你还没有准备好回到运动中，不要试图隐瞒情况并尽快恢复运动。年轻运动员会倾向于尽早恢复运动，因为他们的父母或教练在敦促他们。他们身负获胜的压力，想给大学球探留下深刻印象，或者他们的父母想间接重温自己的辉煌岁月。无论出于哪种原因，处于那种状态下的人都很难做到客观看待伤情。适时提醒就是你的医疗提供者的职责，他们唯一的作用是让你恢复健康，并针对你的膝关节和整体健康给出最好的建议。

　　当患者过早恢复运动时，我们常常会看到移植物撕裂或手术失败的结果，从而给他们的体育事业造成较大打击。而且，第二次手术的效果常常不如第一次手术。只有当你准备好重新开始活动时，再去和你的医生沟通，以确认你是真的准备好了。如有疑问，请询问你的医生。

　　虽然大多数人会回到他们的体育活动中，但在恢复的开始阶段，未来的表现，特别是对高水平的运动员来说，往往是不明晰的。恢复时间和术后表现取决于参与的活动，有时还取决于特定的运动项目和姿势。需要快速改变方向的运动，如橄榄球、足球和篮球，带来的损伤风险最高。但是即使这些运动，大多数研究也显示出了极高的参与回报率。尽管如此，当研究人员评估运动员历经膝关节损伤并恢复运动后的表现时，结果都不甚理想，多达1/3的运动员表现欠佳。

三大导致膝关节再次损伤的原因

　　要了解如何降低再受伤的风险，首先必须了解造成损伤的因素。我们在第一章中讨论了许多此类问题。损伤很少由单个因素引起，而是由三个因素的相互作用造成的：训练负荷、环境和生物力学。让我们逐一研究这些因素，并讨论一些降低再次损伤风险的策略。

训练负荷

　　吉姆是一名办公室职员，他正在寻求节食方法并希望减轻体重，因此他决定开始执行一项运动计划。在第一天，5 年没跑步的他到外面跑了 15 分钟。第二天，他将跑步时间延长到 30 分钟。到了第二周，他开始到小路上跑步，时长已经接近 45 分钟。一天早上，吉姆醒来，发现他的膝关节前部受伤了，下楼梯时每一步都很疼。

　　训练负荷是你的训练量和训练强度的结合。在这种情况下，吉姆的训练负荷在 14 天内从每天跑步 0 分钟提升到在不平坦的地面上跑 45 分钟。在 5 年没有运动的情况下，他的身体无法应对这种快速增加的负荷量，随后就崩溃了，导致膝关节受伤。

　　任何做抗阻训练计划的人都有可能在完成训练后的第一天经历一些肌肉酸痛。这种延迟发作的肌肉酸痛（DOMS）是训练负荷快速增加对肌肉组织产生影响的典型信号。你的肌肉已适应了日常活动水平，新的训练负荷在肌肉纤维上造成了小小的撕裂，导致持续几天的不适。这种不适并不是由不够强壮引起的，毕竟你也可以轻松地举起重物。同样，肌肉不适也不是由你的生物力学问题引起的。很简单，仅仅是因为你目前的运动量比肌肉以往习惯的更多。在我们前面的例子中，吉姆的膝关节损伤就是这个问题的典型例证。膝关节前部疼痛的发展很大程度上是由于没有足够的休息和恢复而产生的训练负荷的累积结果。因此，可以对吉姆的膝关节进行强化训练以减轻和解决问题，但如果不同时减少训练负荷，吉姆注定会有一个糟糕的结果。

　　那么，怎样才能防止训练负荷过大并将损伤的风险降到最低呢？安全增加活动的最简单方法便是 10% 规则。当开始一项新的活动或锻炼时，或者在受伤后重新开始一项活动时，运动量或运动强度增加不要超过 10%。此外，两次运动之间应至少休息 24 小时，以使身体恢复并适应负荷的增加。例如，如果你习惯以每小时 7 英里的速度跑 20 分钟，那么你的下一次训练应该以相同的速度跑 22 分钟。10% 的原则使你可以逐渐稳定地适应增加的负荷。

环境

你曾经有过在冰上滑倒并跌落的经历吗？如果有的话，你就已经知道环境在损伤风险中所扮演的角色了。冰并不关心你计划如何增加你的训练负荷，也不关心你的锻炼方式有多完美。我们无法消除世界上所有的冰，也无法夷平所有不平整的地面，但我们可以将不必要的风险降到最低。

体育竞技比赛的时间和地点几乎都是固定的，与之不同的是，休闲锻炼或赛前训练总是有一定的灵活性。例如，虽然马拉松比赛几乎总是在马路上进行，但马拉松赛前训练的地点可能包括人行道、草地、跑步机、泥地，甚至水下。如果这些都可供选择，那么草地表面可能是最佳选择，因为它提供了一定程度的缓冲，从而减轻跑步对恢复中的膝关节的影响。同样，如果外面下雨或下雪，你可以延迟训练，在地面变干时再进行，从而减少滑倒的风险。

虽然不可能描述所有潜在的环境风险因素，但以下是一些减少再次损伤风险的环境建议：

- 选择干燥的地面而非潮湿的地面，在潮湿的地面上滑倒经常导致膝关节或身体其他部位损伤。
- 选择光线充足的环境，你可以清楚地看到自己面前的事物。
- 选择稳定的地面而非不稳定的地面：草比松散的碎石更稳定，运动起来更安全。
- 选择适中的温度而不是过冷或者过热：温度过高可能会导致疲劳，从而造成损伤。

总之，虽然环境是固定的，但危险并不是不可规避的。以上建议都能帮助降低风险，使你可以继续享受自己喜欢的活动。

生物力学：身体的移动方式

你的膝关节放松时是不能完全伸展，还是不能完全屈曲？蹲下时膝关节会向内塌陷吗？你运动时的移动方式是导致损伤的第三个风险因素。

生物力学是肌肉力量与负责产生所需运动的关节活动范围的结合。有时，由于受伤或无法活动，我们的关节失去活动能力，肌肉失去力量，从而导致现有的运动模式更容易使自己受伤。例如，当你深蹲或跳下箱子时，膝关节更容易向内扣。研究人员表明，具有这种运动模式的人患前交叉韧带撕裂或重建后前交叉韧带再受伤的风险会增加。

幸运的是，纠正错误的运动模式就能使你免于受伤或再次受伤。它首先会使人了解错误运动模式的根本原因是什么，是肌肉力量不足，还是关节活动范围减小，然后完成理疗师为解决这些不足而推荐的锻炼。让我们以膝关节内扣为例。物理治疗师的评估可能显示，患者臀部肌肉太弱，无法控制下蹲时将膝关节向内扣的力。那么可行的治疗方案就是针对臀部虚弱肌肉的锻炼计划，随着时间的推移，肌肉力量得到增强，运动模式也会改善，从而减少受伤的风险。

现在你已经了解了需要注意的影响因素，以下是帮助你预防回到运动后再次受伤的方法。

做好防护准备

在膝关节损伤恢复的过程中，你的医疗团队可能建议你戴上护具，以保护损伤的结构并免受进一步的压力。询问他们是否应该在日常活动时继续佩戴护具。尽管研究人员无法确切回答这个问题，但一些证据表明，在体育活动中佩戴护具有两个好处：

- 如果你的膝关节再次受伤或遭受新的损伤，症状可能会比你没有戴护具时轻一些。
- 戴护具可以增强信心。通过增加对膝关节的保护，可以提高你对膝关节表现能力的信心。

虽然我们不能保证戴上护具可以防止再受伤，但这仍旧可以提供有价值的保护。

保持你的膝关节力量

在膝关节受伤或手术后的恢复过程中，你可能花费了大量时间和精力来恢复腿部肌肉的力量。你或许正在考虑何时恢复体育活动或正在考虑这样做，现在正是了解力量维持计划重要性的好时机。说到肌肉，"用进废退"这句话非常适用。你的肌肉一直在适应你施加在其上的负荷。如果你施加较大的负荷，例如，在完成与恢复有关的力量训练时，你的肌肉就会适应锻炼强度并变得更强壮。同样，如果你停止了所有的训练，你的肌肉会适应减少的负荷，失去力量。既然我们知道足够的力量是防止膝关节受伤的关键因素，制订合理的锻炼计划来保持你的力量水平无疑是一个明智的选择。

以下是可以每周完成两次的推荐项目，以帮助你的膝关节和腿部肌肉保持在最佳力量水平。

肌肉耐力训练（表 12.2）

表 12.2　肌肉耐力训练

锻炼项目	时间 / 组数 × 次数	每组之间休息时长
固定式健身脚踏车 （中等阻力）	15～30 分钟	不适用
阻力带运动 （前后） （横向）	2 组 ×10 次 （每个方向）	2 分钟
单腿推蹬	3 组 ×12 次	2 分钟
哑铃平衡下蹲	3 组 ×12 次	2 分钟
带壶铃的罗马尼亚硬拉	3 组 ×12 次	2 分钟
实心球弓步踏步	3 组 ×12 次	2 分钟
带壶铃的高箱台阶运动	3 组 ×12 次	2 分钟

固定式健身脚踏车（中等阻力）（图12.4）

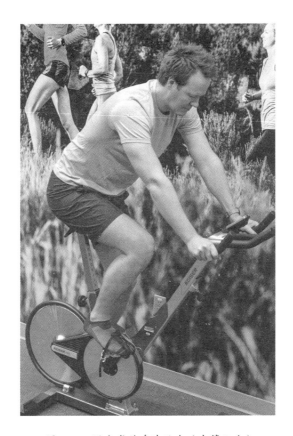

图 12.4 固定式健身脚踏车（中等阻力）

阻力带运动（图 12.5）

开始： 站立，双腿套上一条弹性阻力带，并将其置于膝关节上方。再拿一条阻力带，套在脚踝上方。

动作： 保持膝关节和髋关节轻微屈曲的姿势，双脚分开，与肩同宽。保持双脚分开，向前迈出小步。向前走十步后，再向后走十步，回到开始位置。现在横向跨十个大步，然后再反方向跨十步返回起始位置。

建议： 保持屈曲深度。当你疲倦时，你会倾向于站直身体，无法保持住起始姿势。

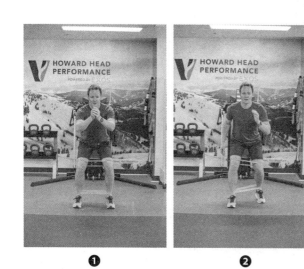
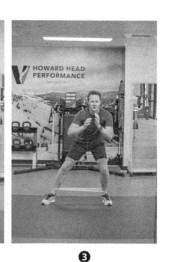

❶　　　　　　　　❷　　　　　　　　❸

图 12.5　阻力带运动

单腿推蹬（图 12.6）

开始：根据机器类型的不同，你可以坐着，也可以仰卧。你的膝关节要屈曲到 70°～90°。

动作：收缩股四头肌和臀大肌来推动腿部并伸直。

建议：完成这个动作时你的膝关节应该是伸直的，而不是轻微屈曲。

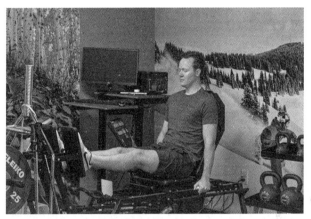

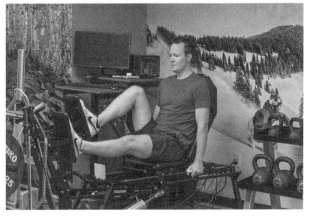

图 12.6　单腿推蹬

哑铃平衡下蹲（图 12.7）

开始： 双手各持一个壶铃站立，将健侧腿抬高到你身后的长凳上。

动作： 通过髋部和膝关节的屈曲形成一个深蹲的动作。再驱动髋部和膝关节使身体回到开始的位置。

建议： 重心前移至站立腿上，仅将后抬腿的脚趾置于长凳上。

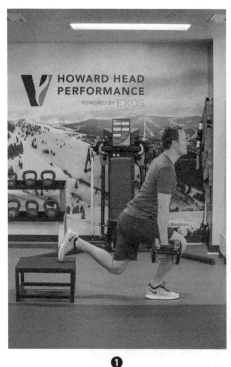 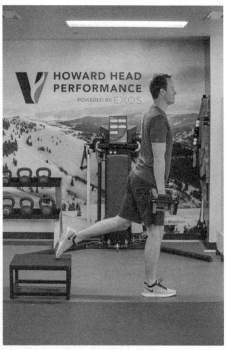

❶　　　　　　　　　　　❷

图 12.7　哑铃平衡下蹲

带壶铃的罗马尼亚硬拉（图 12.8）

开始： 用患侧腿站立，膝关节略微屈曲，健侧腿伸直并微微后伸。用站立腿的对侧手握住壶铃。

动作： 保持后腿伸直，屈曲站立腿的髋部，降低胸部靠近地面。降低身体重心，直到你觉得腘绳肌绷紧。

建议： 整个锻炼过程中，患侧腿的膝关节位置应保持不变。

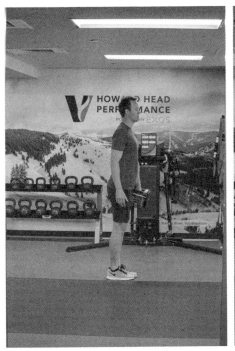 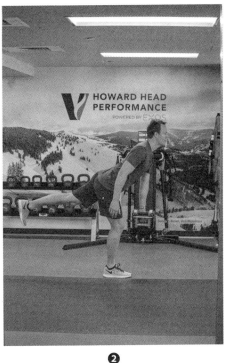

❶　　　　　　　　　　　　❷

图 12.8　带壶铃的罗马尼亚硬拉

实心球弓步踏步（图 12.9）

开始：单腿站立，另一条腿抬离地面，使该侧髋部屈曲90°。双手捧着实心球，触碰抬起腿的膝关节。

动作：弓步向前，同时将实心球举过头顶。从此弓步位置开始，通过前方腿髋部与膝关节发力，站起来并回到起始位置，此时实心球改为触碰对侧膝关节。

建议：使用轻型实心球来学习这种复杂的运动方式，熟悉动作后改为重型实心球。

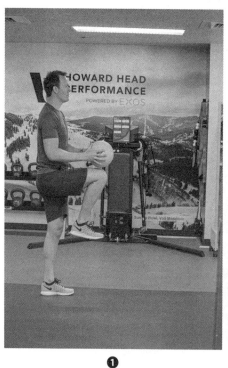
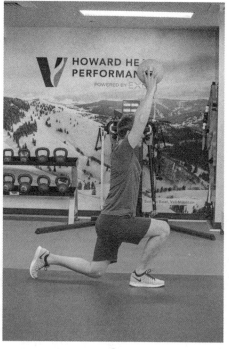

❶　　　　　　　　　　　　❷

图 12.9　实心球弓步踏步

带壶铃的高箱台阶运动（图 12.10）

开始：站在箱子前面，每只手各握一个壶铃。

动作：患侧腿向前迈步，踩到箱子上。收缩股四头肌和臀大肌来伸展前腿的髋部和膝关节，完成站在箱子上的动作。后退一步离开箱子，用前腿（即患侧腿）将身体带回到地面，即回到开始的位置。

建议：使用前腿力量来驱动身体站到箱子上，而不是后腿。

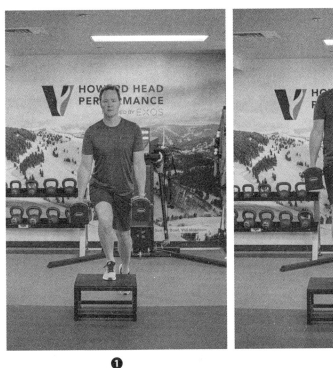
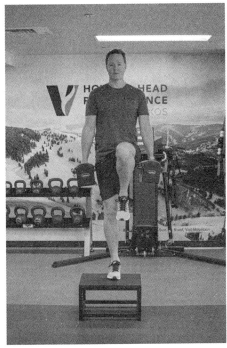

图 12.10　带壶铃的高箱台阶运动

写给运动员：与你的教练商讨预防再受伤计划

适当的运动和训练计划可以防止间接的（非接触性）运动损伤。多项研究表明，对特定的肌肉和神经肌肉群（控制运动的神经）进行训练，几乎可以帮助防止每项运动造成的间接性膝关节损伤。例如，僵硬的外翻着地（膝关节伸直并向内）将更大的力施加到关节上，使其容易受伤，因为本身对齐和控制问题已使膝关节更加脆弱。这可以通过运动视频分析来检测。也可以通过观察你从高处跳下时的着地方式来检测。遭受间接前交叉韧带损伤的患者再受伤的风险更高，因为他们仍然有这种不理想的着地方式。另外，研究表明，腘绳肌如果相对股四头肌较弱的话，运动员更有可能遭受前交叉韧带损伤。

根据这些研究结果，北美和欧洲的奥林匹克训练中心和大学相关机构已经制定了一些项目来加强相关肌肉，教授运动员更好的动作技巧，并帮助增强本体感受（对身体位置的感知）。事实证明，给予预防措施的团队比未采取预防措施的团队获益更多。

例如，由瑞典研究人员开发的 Harmo Knee 预防培训计划将足球中所有类型的急性膝伤（包括接触性损伤）的总发生率降低了90%。由挪威体育科学大学的研究人员开发的新方法可以将手球运动中下肢损伤的综合风险降低47%。目前公开文献中描述的大多数训练项目都有跳跃练习（测高法），以及旨在纠正失衡的腘绳肌、臀中肌、核心肌群和髋外展肌的力量练习。你可以在 harmoknee.com 和 fifa.com 网站上详细了解这些训练计划。

这些预防计划的优点是它们几乎不需要额外设备，而且可在运动或训练前进行热身。如果你参加的是个人运动，计划可以很容易地调整加入以适应你现有的热身运动。如果你参加的是团队运动，最有效的方法可能是和你的教练讨论一下能否通过将这些计划与常规的热身运动结合来降低团队损伤率。教练们都喜欢胜利，而让他们参与其中的诱惑条件就是：通过一个预防训练计划，队中就会有更多身体素质优秀的、可以参加比赛的球员，从而提高球队获胜的概率。如果你的教练不接受这个建议，请在训练前多花 15 分钟时间独自完成练习。渐渐地，你会发现你的队友也想加入你的行列。

想要提高运动成绩，并想通过体能训练来降低受伤率，首先就要根据每个特定运动的目标和需求设计一个项目。每项运动要求身体素质的各部分比例并不相同。以跑步训练为例，跑步者应该专注于跑步技巧以避免过度使用而发生损伤；游泳运动员为即将到来的比赛进行训练，会从每周跑一次步以减轻肩膀的压力中受益；篮球或足球运动员应该专注于正确的着地技巧，防止前交叉韧带损伤等。

哎呀！我又受伤了：如果再次受伤该怎么办

如果你发现自己再次受伤，最好首先与你的医疗团队联系。他们将对你的膝关节进行全面评估，以确定这次受伤是旧伤的复发还是与你先前的伤史完全无关。获得准确的诊断是制订合适的治疗计划以使你重回运动的必不可少的第一步。

参加我们热爱的活动和体育运动会带来风险，但这也是让它们如此有魅力的原因！正确地限定膝关节的负荷、选择适合训练的环境、保持高水平的肌肉力量和执行全面的预防计划，你就可以直接减轻运动带来的一些伤病风险。我们虽不能保证这样做绝对不会再受伤，但是积极的运动生活肯定比在沙发上的无风险生活充实得多。

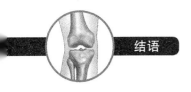

我的膝关节还会再次经历这些吗

影响膝关节损伤后能否恢复高水平活动的因素有很多。一些你可以控制，有些则无法控制。根据我们的经验，你所能控制的一切可以交给外科医生处理，因为他们擅长于治疗特定问题，并为手术或非手术方案制订正确的康复计划，以确保你得到最好的治疗结果。

在选择医生时，重要的是要了解他们的整体资质。如果你是运动员，则应查明他们是否曾对与你的损伤情况相似的运动员实施过治疗。尽管有些损伤很少见，甚至顶级外科医师可能几年才遇到一次，但其他损伤却很常见，寻求擅长治疗常见问题的医生也很重要。例如，如果你的后交叉韧带撕裂需要手术治疗，而你找的是一个以前没有进行过后交叉韧带重建术的医生，那么你的治疗效果将不如被有经验的外科医生治疗那样理想。应该与队友、同学、教练及其他人多沟通，了解他们是否针对你所在地区的外科医师有所推荐。他们可能自己做过手术，或者知道做过类似手术并且能够重新参加比赛的运动员。

请注意，并非所有的手术都是一样的。看似简单的手术实际上可能不是针对你的最佳治疗方法，并且可能导致长期问题。例如，取出可以修复的半月板会使你更快地恢复活动。但是，这通常会损害膝关节的长期整体健康状况，意味着你可能在5～10年内患上关节炎，并且无法参加自己喜欢的运动。因此，你应该对膝关节损伤如何治疗及其可能造成的长期后果有一个短期了解和长期情况预设。

一旦你做了手术，术后的最初几天总是会很难熬。你可能会变得抑郁，对重新开始活动及运动充满担心。在这段时间里，请与你的外科医生、医生助理或你的物理治疗师交谈，以了解其他患者在手术后是否也有类似的担忧，以及与其他人相比你的物理治疗进展如何。几乎所有的患者都有入睡困难、疼痛和膝关节周围的肿胀等困扰，他们常担心，如果做错了一件简单的事情，膝关节手术的恢复就会失败。

加速恢复的最好方法是尽可能地遵循你的康复计划，保持健康饮食和营养均衡，睡个好觉，如果你吸烟的话就戒烟，尽可能多地冰敷膝关节。如果发现自己的恢复速度快于预期的速度，请注意不要活动过多。你做的活动可能会导致韧带移植物松弛或半月板缝线松弛。外科医生根据修复或重建手术后患者恢复活动能力的经验，对膝关节的活动范围、负重和其他方面设置了限制。如果你不遵守这些限制，则可能导致韧带或修复物松弛而造成不必要的问题。

坚持你的康复计划也很重要。如果你在康复方面落后，你可能需要花费更多的时间来实现最终目标。患者经常遇到的最大问题之一是，他们还有其他生活要事，有时会跳过理疗课程或落下课程。要确保你的注意力集中在自身康复上，并按照指示去做，特别是在手术后的前几周。这段时间是组织愈合的关键，同时是确保膝关节不发生僵硬的重要阶段。虽然你可以推后康复训练，并通过延长整体时间来弥补这一点。但如果你膝关节过于肿胀，则说明你活动过度；如果你的膝关节变得僵硬，则说明你缺乏正确的术后康复练习，这些都会对膝关节健康带来长期影响，可能耽误你的整体治疗。有时你甚至需要进行二次手术。

康复过程需要时间，而某些行为可能会严重影响你的恢复，应想办法尽量调整：吸烟会使血管收缩，从而使愈合过程变慢。如果你正在服用血液稀释剂或麻醉性镇痛药，请避免饮酒。尽可能减轻体重，因为额外的体重会给膝关节施加更大的压力，并减慢你的康复速度。最后，在医生给你开绿灯后，最好选择参加低冲击性活动，如散步、游泳或骑固定式健身脚踏车，以增强腿部肌肉并改善整体血液循环。

我们需要认识到，在发生故障时人类和汽车不一样。对于机器，可以获得与原始零件相同甚至更好的新零件。但对于人类而言，一切都与成长和康复有关。即使是健康的人，也永远无法保证痊愈效果，因此你必须调整自己的活动以给组织最好的机会来成功愈合。这也可以帮助你避免二次手术，因为这种手术的效果永远不如第一次。

心理游戏：恢复需要耐心

对患者而言，最困难的事情之一就是遵循他们的康复计划、均衡饮食并专注于康复。如果你是一名运动员，你可能习惯于每天锻炼几个小时，而现在你不得不远离体育活动。你可能难以入睡，并想知道自己是否会康复。这些关于恢复的担忧很常见，当它们发生时，与他人讨论会得到很好的缓解。大多数专业运动员都有运动教练或理疗师可以与之交谈。如果你没有可以与之交谈的人，那么与运动心理学家合作可能会帮助你改善整体恢复和表现。

运动员通常可以恢复膝关节肌肉的力量与功能，重建的韧带也能得到良好愈合。尽管如此，这些运动员中还是有相当大的比例，有时是15%～20%，不具备重返赛场的心理能力，或者他们总是害怕再次受伤。如果恐惧已经影响了表现和态度，那么你完全有必要和值得信赖的人（比如运动心理学家）谈谈这件事。即使是高水平的专业运动员也会发生这种情况，一个高中生或大学生运动员则更可能出现类似的焦虑。

当你不能 100% 确定你的膝关节能否恢复如初时，最好的方法便是找最适合你的医生治疗，以恢复你膝关节的功能和表现。与一个专业的物理治疗师合作，确保你正在做的康复计划是正确的，并保持积极的态度和意愿。手术后没有一个人拥有 100% 完善的康复计划，无论他们的资金多充足或手术的完成程度多高。因此，不要过度追求目标完美！人的膝关节不是机器，它们的作用因遗传、环境和手术类型而异。克服这些困难对于你获得最佳治疗效果至关重要，而经常保持耐心是确保你重返高水平运动的重要一环。

长期以来，医疗保健人员会为膝关节损伤后康复的人提供大量禁止事项：你不应该跳蹦床、踢足球、骑摩托车或跳伞等。他们总是在说："不，你不能那样做。太危险了。"但是人们讨厌被告知他们不能做某事！作为人类，我们天生就想要我们不能拥有的东西，偏要去做别人告诉我们不能做的事情。因此，医生应该提醒患者某些活动的风险，以及如何将风险降到最低。

但是，有些人仍不在乎风险，无论如何都希望继续进行一项活动。就像狂热的跑步者一样，即使其膝关节患有严重的关节炎，仍然想要跑步。或者是小轮车骑手，胫骨摔断两次却不愿放弃骑车。你知道吗？这都没问题！是的，我们作为信息提供者，告诉你可以做一些不一定对膝关节或整体健康有益的事情。只要你了解某项活动的风险，并且你认为回报大于风险，我们就会告诉患者，去做吧。人生太短了，不要拘泥于眼前。

关键是要继续以最安全的方式开展你喜欢的活动，或最大限度地降低环境风险。让我们以狂热的跑步者为例，他需要继续跑步才能保持活力。我们能做的是帮助他纠正步态（走路和奔跑），鼓励他保持健康的体重，并建议在较软的地面（如草地）上跑步，而不是在水泥或沥青路上跑步。再举个例子：前交叉韧带撕裂两次的足球运动员依靠她的场上技术获得大学奖学金。我们可以给她关于危险动作的提示，并结合力量和灵活性训练项目，帮助她避免改变职业或发生严重损伤。

是的，你可以安全地回到你喜欢的活动中，你甚至可以像以前一样成功。但是这些都是无法保证的，需要努力、毅力和生活中其他事情的结合，还有一点点运气。此外，重返这些活动并非没有风险。你喜欢的运动或活动最有可能导致你受伤，而且它可能会再次发生，无论你的手术、康复或技术水平如何。令人欣慰的是，书中提到的许多患者都曾处于与你现在相同的处境，但他们找到了成功康复的方法，无论是在生活中还是运动中，甚至在受伤之后。相信你也一样可以。